Inhalt

Vorwort

Liebe Leserin, lieber Leser!

Es gibt zwei wesentliche Gründe, die mich veranlasst haben, dieses Buch zur psychologischen Schmerzbewältigung zu schreiben.

Erstens gibt es trotz der Millionen von Menschen, die allein in Deutschland unter chronischen Schmerzen leiden, kaum Selbsthilfebücher, die den Schwerpunkt auf die Vermittlung vieler verschiedener Techniken zur psychologischen Schmerzkontrolle legen. Das vorliegende Buch soll einen Beitrag dazu leisten, diese Lücke zu schließen.

Zweitens war der Impuls von Hans-Ulrich Dombrowski notwendig, der mir das Angebot machte, ein Buch zum Thema „Schmerzbewältigung" zu veröffentlichen. Während der gesamten Entstehungsphase hat er mich sehr unterstützt, wofür ich mich herzlich bei ihm bedanken möchte.

Mein Dank gilt auch meiner Frau Simone, die kein Blatt vor den Mund, aber alle in Augenschein nahm. Ihre konstruktive Kritik war sehr hilfreich.

Bedanken möchte ich mich nicht zuletzt bei meinen Kindern, Kilian und Valerie, für ihre „Geduld" mit dem Papa, der viel Zeit vor dem Computer verbrachte.

Ich wünsche Ihnen, liebe Leserinnen und Leser, viel Erfolg bei der Anwendung der „30 psychologischen Techniken zur Schmerzkontrolle"!

Achim Stenzel

Teil I

Kapitel 1
Einführung

In aller Kürze: Worin liegt eigentlich der Unterschied zwischen akuten und chronischen Schmerzen?

Akute Schmerzen haben meist eine klare Ursache, sind gut zu behandeln und klingen in einem überschaubaren Zeitraum ab. Obwohl akute Schmerzen sehr stark und unangenehm sein können, ist die Aussicht auf eine baldige Heilung doch sehr beruhigend – anhaltende psychische Probleme wegen der Schmerzen sind die Ausnahme.

Dagegen haben chronische Schmerzen in der Regel vielfältige Ursachen, oft sind diese auch unklar. Sie sind schwer zu behandeln und halten lange an – oft lebenslang. Diese Aussicht ist alles andere als beruhigend. Auf häufig auftretende oder gar andauernde Schmerzen sind wir nicht eingestellt und schlecht vorbereitet. Es verwundert deshalb nicht, dass wir im Falle chronischer Schmerzen psychisch oft überfordert sind.

Akute Schmerzen können in chronische übergehen, weshalb wiederkehrende Schmerzen nicht auf die leichte Schulter genommen werden sollten, zumal wenn die schmerzfreien Zeiten immer kürzer werden.

Eventuell sind Sie argwöhnisch gegenüber allen Therapien und Behandlern, die mit den Buchstaben „Psych" anfangen. Daran kann ich momentan leider nichts andern. Ich kann Ihnen nur versichern, dass die hier vorgestellten psychologischen Techniken zur Schmerzkontrolle bei nahezu allen chronischen Schmerzen eingesetzt werden können, unabhängig davon, welche Ursache sie haben.

Es ist völlig normal und wissenschaftlich erwiesen, dass psychologische Techniken auch bei Schmerzen wirksam sind, die mit klarer organischer Schädigung oder Fehlfunktion einhergehen.

Unser Gehirn steuert nämlich ein körpereigenes Schmerzabwehrsystem. Dessen Leistungsfähigkeit kann durch die hier beschriebenen psychologischen Techniken zur Schmerzkontrolle gesteigert werden. Im Extremfall kann das Gehirn das Schmerzabwehrsystem so stärken, dass selbst größere Verletzungen eine Zeit lang keine Schmerzen erzeugen (z. B. im Schockzustand nach einem Unfall).

Ein weniger dramatisches Beispiel für die positive Wirkung der körpereigenen Schmerzabwehr kennen Sie alle: Wie empfinden Sie Ihre Schmerzen, wenn Sie abgelenkt sind, z.B. durch eine interessante Beschäftigung?
Sie werden auch die Erfahrung gemacht haben, dass die Schmerzen für eine Weile in den Hintergrund treten und sich weniger stark oder für eine Weile gar nicht mehr bemerkbar machen.

Andererseits können ungünstige psychische Einflüsse die körpereigene Schmerzabwehr lähmen.
Wie reagieren Ihre Schmerzen auf Stress, Ärger und Aufregung? Die meisten meiner Patienten berichten mir, dass ihre Schmerzen stärker werden.

Gehören auch Sie zu denjenigen, die wegen Ihrer Schmerzen depressiv, ängstlich oder auch reizbar werden, Kontakte zu Ihren Mitmenschen vermeiden, körperlich kaum noch aktiv sind oder endlos grübeln? Diese Folgeerscheinungen chronischer Schmerzen führen meist zu einer weiteren Schmerzverstärkung. Somit ist ein Teufelskreis entstanden, bei dem die psychischen Belastungen den Schmerz auslösen oder verstärken, während das Ertragenmüssen von Schmerz zu weiteren psychischen Belastungen führt.

Dieses Buch soll Ihnen helfen, aus diesem Teufelskreis auszubrechen und Ihre körpereigene Schmerzabwehr zu stärken!

Wichtiger Hinweis:
Bei erstmalig auftretenden starken oder auch anhaltenden Schmerzen sollten Sie immer einen Arzt aufsuchen.

Kapitel 2
Für wen dieses Buch interessant ist

Ich habe dieses Buch in erster Linie für Menschen mit chronischen Schmerzen geschrieben und für Psychotherapeuten, die Schmerzpatienten behandeln.[1]

Wer an der anwenderfreundlichen Beschreibung psychologischer Techniken zur Schmerzkontrolle interessiert ist, kann von diesem Buch profitieren.

Wenn Sie Ihren Schmerz ganzheitlich angehen wollen, geht es Ihnen so wie Frau B.:

„Ich weiß, dass die Behandlung lang anhaltender, also chronifizierter Schmerzen von mir selbst mehr Mitarbeit verlangt als die Therapie eines akuten Schmerzes, der meist nach dem Abklingen der Verletzung oder Erkrankung verschwindet. Schmerzmedikamente und Gymnastik haben mir zwar geholfen, aber ich war dennoch niedergeschlagen, da die Schmerzen trotzdem fast permanent da waren. Erst seit ich mich mit meinen ständigen negativen Gedanken beschäftigt und auch Entspannung gelernt habe, komme ich langsam besser mit den Schmerzen zurecht."

Wenn Sie schon (fast) alle anderen schmerztherapeutischen Möglichkeiten ausgeschöpft haben, geht es Ihnen so wie Herrn L.:

„Ich hab so ziemlich alles durch, was einem die Medizin so bieten kann bei chronischem Schmerz – aber immer noch ist er da.

Und jetzt bekomme ich als Trostpreis den Satz zu hören, der auch Ihnen wohl bekannt sein dürfte: ‚Mit dem verbliebenen Schmerz müssen Sie leben. Ich kann nichts mehr für Sie tun, tut mir Leid.'

Da stehst du nun mit deinen Schmerzen und fragst dich, wie du das machen sollst – mit Schmerzen leben – und natürlich so, dass das Leben noch halbwegs lebenswert ist. Das sagt einem keiner!"

Wenn Sie sanfte schmerztherapeutische Alternativen suchen, geht es Ihnen wie Frau S.:

„Ich möchte meinen Körper bei leichten bis mittleren Schmerzen nicht

---

[1] Der einfacheren Lesbarkeit halber wurde im gesamten Text auf die jeweilige Nennung der männlichen und weiblichen Form verzichtet.

unnötig mit Medikamenten belasten. Deshalb bin ich froh über jedes Mittel, das mir gegen meine Schmerzen hilft und keine Nebenwirkungen hat. Von Selbsthypnose habe ich zum Beispiel gehört, dass man dadurch eine Zeit lang schmerzfrei werden kann. Das interessiert mich sehr."

Wenn Sie ähnliche Erwartungen haben, lohnt es sich, weiterzulesen.

Mit Hilfe der in Teil II beschriebenen Übungsanleitungen können Sie die Stärke Ihrer Schmerzen verringern.
„Verringern" heißt aber nicht „verschwinden". Nur einem kleineren Teil der Schmerzgeplagten wird es gelingen, die Schmerzen für einen gewissen Zeitraum ganz auszuschalten. Die meisten werden erleben, wie die Schmerzen spürbar gelindert oder zumindest so kontrolliert werden können, dass sie in ihrer Stärke nicht noch weiter zunehmen.

Aber unabhängig davon, ob Sie durch die Anwendung der psychologischen Techniken eine deutliche Schmerzlinderung erreichen oder nicht: Sie können lernen, mit Ihren Schmerzen besser zu leben!
Das heißt wieder mehr Lebensfreude zu gewinnen und den Schmerz immer häufiger vom Mittelpunkt Ihres Lebens an den Rand zu verbannen.

Wenn Sie als Therapeut an psychologischer Schmertherapie interessiert sind, werden Sie hier eine breite Sammlung von bewährten psychologischen Techniken zur Schmerzkontrolle finden, die Sie Ihren Patienten empfehlen bzw. gemeinsam mit diesen erarbeiten und einüben können. Auf eine wissenschaftliche Darstellung der Techniken wurde bewusst verzichtet, um vom Schmerz Betroffenen die Lesbarkeit zu erleichtern. Weiterführende **Literaturhinweise** finden sich im Literaturverzeichnis am Ende des Buches.

Wichtiger Hinweis:
Die beste Therapie chronischer Schmerzen ist die ganzheitliche Therapie. Körperliche, psychische und soziale Anteile des Schmerzes werden dabei in die Therapie mit einbezogen und von Ärzten, Psychologen, Physiotherapeuten und anderen therapeutischen Berufsgruppen behandelt.
Das vorliegende Buch deckt also nur einen Teil der ganzheitlichen Schmerzbehandlung ab.

Kapitel 3
Wie Sie die Techniken zur Schmerzkontrolle einüben können

In diesem Kapitel finden Sie Übungshinweise, die für alle im Teil II des Buches beschriebenen Schmerzkontrolltechniken wichtig sind.

Sich motivieren, mit dem Üben anzufangen

Es ist hier viel von „Üben” die Rede. „Reicht es nicht aus, das Buch zu lesen, um Verbesserungen im Umgang mit meinen Schmerzen zu erzielen?”, werden Sie sich vielleicht fragen. Die Antwort lautet „Nein“. Das Wissen, das Sie sich durch das Lesen aneignen, ist zwar ein wichtiger erster Schritt auf dem Wege zur Veränderung, ohne den zweiten Schritt, nämlich das Üben der Schmerzkontrolltechniken, werden Sie aber keine wesentlichen Fortschritte machen.

Bei manchen stellen sich unter Umständen schon zu diesem Zeitpunkt Zweifel ein. Sie haben vielleicht bereits im Übungsteil des Buches geblättert und denken: „Jetzt muss ich auch noch üben, das bringt ja doch alles nichts.”

Ich respektiere Ihren Zweifel, möchte Sie aber dennoch fragen: „Woher wissen Sie, dass die hier beschriebenen Techniken nichts bringen werden?”

Bei vielen anderen Schmerzpatienten haben sie sich bereits bewährt und, Hand aufs Herz, ob die psychologischen Techniken für Sie etwas verbessern, wissen Sie doch erst, wenn Sie es ausprobiert haben – oder?

Wenn Sie sich jetzt allerdings missmutig ans Lesen und Üben machen, etwa mit dem Hintergedanken, „dem werd' ich schon beweisen, dass es bei mir nicht klappt”, legen Sie das Buch erst einmal zur Seite. Es zeigt sich nämlich immer wieder, dass die Erfolgsaussichten ziemlich schlecht sind, wenn man mit nur geringer Hoffnung, dafür umso größeren Zweifeln an eine Sache herangeht. Man nennt diesen Effekt eine „sich selbst erfüllende Prophezeiung”.

Beschäftigen Sie sich also gleich zu Beginn intensiv mit Ihrer Motivation. Es ist doch so: Wenn Sie bessere Möglichkeiten kennen, Ihren Schmerz mit erträglichen Nebenwirkungen zu lindern und mit ihm schon ganz gut zurechtkommen – wenden Sie diese an! In diesem Fall müssen Sie das Buch wirklich nicht durcharbeiten.

Falls es aber anders sein sollte ...

Ich wünsche Ihnen auf jeden Fall, dass Sie eine Entscheidung treffen, die Sie bei der Bewältigung Ihrer Schmerzen voranbringt!

Vielleicht werden Ihnen einige der hier vorgestellten psychologischen Techniken ungewöhnlich oder gar absurd vorkommen. Das ist völlig normal, weil Sie bislang noch nicht damit konfrontiert waren. Alles Neue erscheint uns zunächst ungewöhnlich oder absurd. Das heißt aber nicht, dass dieses Neue nichts taugt (sonst entwickelten wir uns ja nie weiter). Wenn Ihnen eine Technik ganz und gar zuwider ist, können Sie selbstverständlich eine andere auswählen.

Ich möchte Sie also dazu einladen, die Techniken zur Schmerzkontrolle einzuüben, um sich Ihr eigenes Bild von deren Wirksamkeit zu machen. Denn auch wenn der wissenschaftliche Wirkungsnachweis der Schmerzkontrolltechniken erbracht ist – es kommt darauf an, dass Sie sich darauf einlassen!

Geben Sie sich eine Chance. Je länger Sie warten, desto stärker kann Ihr Schmerz chronifizieren.

Intensives Üben

Was heißt das genau: „intensives Üben"?

Zunächst müssen Sie natürlich Zeit einplanen. Wie viel Zeit Sie benötigen, um die Techniken weitgehend zu beherrschen, hängt von verschiedenen Dingen ab: Es gibt Menschen, die brauchen mehr Zeit, um etwas zu lernen, andere weniger. Einige der Techniken kann man schneller einüben, für andere braucht man mehr Zeit. Hinweise zur Übungsdauer der einzelnen Techniken finden Sie im Teil II des Buches.

Planen Sie aber täglich mindestens eine halbe Stunde ein.

Wenn Sie sich schlecht konzentrieren können, ist es oft besser, mehrmals am Tag einige Minuten zu üben als nur einmal über eine längere Zeitspanne.

Vielleicht ist es günstig, sich regelmäßig eine bestimmte Zeit des Tages vorzunehmen, zu der Sie erfahrungsgemäß in Ruhe üben können.

Oft ist es vorteilhaft, die Übung an eine Tätigkeit „anzuhängen", die Sie sowieso täglich durchführen, z. B. nach dem Frühstücken oder nach dem Anschauen der Abendnachrichten.

Es kann auch sinnvoll sein, den Partner oder die Familie in Ihren Übungsplan einzuweihen und gegebenenfalls um Rücksichtnahme zu bitten, damit Sie in Ruhe üben können.

Geduld

Chronische Schmerzen lassen sich meist nicht von heute auf morgen kontrollieren. Ich kann verstehen, wenn Sie sich dennoch wünschen, dass die Schmerzkontrolltechniken sofort wirken sollen. Aber ich will ehrlich zu Ihnen sein: Es kommt nur selten vor, dass sich die Wirkung der Techniken sofort bemerkbar macht. Deutliche Übungseffekte spürt man in der Regel nach wenigen Wochen, manchmal aber auch erst nach Monaten.

Wenn Ihnen beim Üben der Geduldsfaden reißen sollte, führen Sie sich bitte einmal vor Augen, wie lange Sie die Schmerzen schon haben.

Zeichnen Sie eine Linie auf ein Blatt Papier, welche Ihre bisherige Lebensspanne darstellen soll. Der Ausgangspunkt links steht für den Zeitpunkt Ihrer Geburt, der (vorläufige) Endpunkt rechts für Ihr aktuelles Alter. Markieren Sie auf der Linie den Beginn Ihrer Schmerzerkrankung (in welchem Alter?) und zeichnen Sie die Anzahl der Monate oder Jahre ein, die Sie schon mit den Schmerzen leben. Nun nehmen Sie eine andere Farbe und zeichnen auf dieser Linie die Zeitspanne ein, die Sie mit der Anwendung von Therapien verbracht haben (z. B. Medikamente, Krankengymnastik usw.). Zeichnen Sie als Letztes wieder mit einer anderen Farbe die Zeit ein, die Sie bisher mit dem Einüben psychologischer Techniken verbracht haben.

Wofür haben Sie bislang die meiste Geduld aufgebracht?

Mein Vorschlag: Geben Sie sich mindestens genauso viel Zeit für das Üben der verschiedenen Schmerzkontrolltechniken, wie Sie sie anderen Therapieformen auch gewidmet haben.

Durcharbeiten der einzelnen Kapitel

Als Erstes sollten Sie die **Technik 01 „Akzeptieren Sie Ihren Schmerz"** beherrschen, da sie die Grundlage für alle anderen Schmerzkontrolltechniken darstellt.

Dann sollten Sie sich fragen, ob es bewusste oder bislang unbewusste Gründe gibt, an Ihren Schmerzen festzuhalten. Auf den ersten Blick klingt das unglaublich oder gar provokativ, das gebe ich offen zu. Dennoch haben etliche Schmerzpatienten keinen Erfolg bei der Schmerzlinderung, weil der Schmerz eine wichtige positive Funktion in ihrem Leben erfüllt. Wenn Sie vorab die **Techniken 26** und **27 „Nach dem Sinn des Schmerzes suchen (Teil I** und **II)"** durcharbeiten, können Sie sich unter Umständen zeitintensive und letztlich frustrierende Versuche ersparen, die Schmerzen mit den anderen hier vorgestellten Techniken zu kontrollieren.

Bevor Sie die Selbsthypnose-Techniken ausprobieren, sollten Sie in der Lage sein, sich gut zu entspannen. Deshalb ist es sinnvoll, das **Kapitel 5** vor dem **Kapitel 6** durchzuarbeiten.

Ansonsten brauchen Sie sich nicht an die vorgegebene Reihenfolge zu halten.

Verschaffen Sie sich zunächst einen Überblick über die einzelnen Techniken und treffen Sie dann eine für Sie passende Auswahl. Wenn Sie wollen, können Sie auch verschiedene Techniken parallel einüben. Sie sollten dann aber entsprechend mehr Zeit einplanen.

Jede einzelne Technik kann Ihnen helfen. Dennoch sollte die Vielzahl der vorgestellten Techniken Sie nicht dazu verleiten, im Eiltempo eine nach der anderen auszuprobieren und, wenn die eine nicht gleich etwas bringt, zur nächsten überzugehen. Jede Technik entfaltet erst nach einer Zeit des Übens ihre volle Wirkung.

Sollte sich trotz intensiver Bemühungen keine Besserung einstellen, rate ich Ihnen, sich einen Profi in Sachen psychologischer Schmerzkontrolle zur Unterstützung zu suchen, einen so genannten psychologischen Schmerztherapeuten bzw. speziellen Schmerz-Psychotherapeuten (Adressen finden Sie im Anhang).

Teil II

Kapitel 4
Die Macht der Gedanken nutzen

Um einem möglichen Missverständnis gleich zu Beginn vorzubeugen: Sie können Schmerzen nicht einfach wegdenken.

Ihre Gedanken nehmen aber Einfluss auf Ihr Verhalten im Umgang mit den Schmerzen und auch auf Ihre schmerzbezogenen Gefühle. So spielt die Art und Weise, wie Sie denken, indirekt eine mächtige Rolle bei der Schmerzkontrolle.

Technik 01 Akzeptieren Sie Ihren Schmerz

„Niemals!", diese spontane Antwort habe ich schon von vielen Schmerzpatienten gehört.

Es gibt etliche Gründe, warum die Akzeptanz chronischer Schmerzen oft so schwer ist. Unter Schmerzakzeptanz verstehen viele „sich dem Schmerz geschlagen geben" oder „den Kampf gegen den Schmerz aufgeben". Außerdem ist es fast unvorstellbar, lebenslänglich Schmerzen zu haben, so dass sich viele in einer Art Traumwelt bewegen, in welcher der Schmerz von selbst wieder verschwindet oder durch ein Wunder geheilt wird. Obwohl dieses Wunschdenken nachvollziehbar ist – schlimme Ereignisse wollen die meisten Menschen am Anfang nicht wahrhaben, erweist es sich doch sehr bald als Sackgasse.

Überprüfen Sie doch bitte einmal, ob Sie folgenden Aussagen über Ihre Schmerzen zustimmen:

1a) Man muss die organische Ursache meiner Schmerzen finden und beheben (z. B. durch eine Operation). Ja O Nein O
1b) Man muss mir endlich das richtige Schmerzmedikament geben, das mich bei erträglichen Nebenwirkungen schmerzfrei macht. Ja O Nein O

2) Ich habe die Hoffnung auf Schmerzfreiheit noch nicht aufgegeben. Ja O Nein O

3) Wenn der Schmerz erst einmal weg ist, wird alles wieder so werden wie früher. Ja O Nein O

Sie stimmen der Aussage 1a) zu?

Dann gehen Sie davon aus, akute Schmerzen zu haben. Akute Schmerzen haben meist eine klare organische Ursache, sind gut zu behandeln und klingen in einem überschaubaren Zeitraum ab.

Dagegen haben chronische Schmerzen in der Regel vielfältige Ursachen, nämlich biologische, psychische und soziale. Oft sind die Ursachen auch unklar. Sie sind schwer zu behandeln und halten lange an – oft lebenslang.

Für Sie stellt sich jetzt die Frage, ob Ihre behandelnden Ärzte Ihre Schmerzen als akut einstufen und ob damit eine begründete Aussicht auf eine ursächliche Behandlung besteht. Ist dies der Fall, sollten Sie Ihre Schmerzen auf keinen Fall akzeptieren!

Stufen Ihre Ärzte Ihre Schmerzen allerdings als chronisch ein oder raten von (weiteren) operativen Eingriffen ab, sollten Sie sich fragen: War es bislang nützlich, dass ich ausschließlich auf die körperliche bzw. operative Karte gesetzt habe? Was hat es mir gebracht? Wie groß ist die Wahrscheinlichkeit, dass mir dieses Vorgehen in Zukunft helfen wird? Wenn Sie diese Fragen nachdenklich machen, sollten Sie vielleicht Ihre Schmerzen akzeptieren und eine Lebensperspektive **mit** Schmerzen entwickeln.

Sie stimmen der Aussage 1b) zu?

Das ist auch gut so. Sie sollten sich wirklich bemühen, ein nebenwirkungsarmes Schmerzmittel zu finden, das Ihre Schmerzen deutlich lindert.

Wie sieht es aber in folgendem Fall aus: Sie sind schon seit Wochen, Monaten oder gar Jahren auf der Suche nach einem Arzt, der Ihnen ein Schmerzmittel verschreibt, das Sie schmerzfrei machen soll. Stattdessen bringen manche Mittel gar nichts, andere wiederum „nur" eine Linderung. Auch einen Spezialisten, d.h. einen Arzt mit dem Titel „spezielle Schmerztherapie", haben Sie bereits erfolglos aufgesucht. Was dann? Denken Sie wirklich, dass Sie noch weitersuchen sollten? Wie lange noch? Ist es nicht realistischer, sich einzugestehen, dass zwar eine medikamentöse Schmerzlinderung möglich ist, nicht aber Schmerzfreiheit?

Darf ich ganz ehrlich mit Ihnen sein? Wenn Sie hoffen, dass Ihre Schmerzen eines Tages ohne eigenes Zutun oder durch eine geniale, nebenwirkungsarme Therapie verschwinden, dann machen Sie sich wahrscheinlich etwas vor. Wenn Sie Ihren chronischen Schmerz nicht akzeptieren, verringern Sie damit Ihre Motivation, selbst etwas gegen die Schmerzen zu unternehmen. Das hat zur Folge, dass Sie bei ersten Problemen mit dem Üben der in diesem Buch beschriebenen Techniken aufgeben werden.

Sie stimmen der Aussage 2) zu?

Schmerzfreiheit ist nur bei akuten Schmerzen ein realistisches Ziel. Ist Ihr Schmerz bereits im chronischen Stadium, ist lediglich eine Linderung Ihrer Schmerzen zu erwarten.

Seien Sie ehrlich mit sich und akzeptieren Sie Ihre Schmerzen. Oder wollen Sie sich immer aufs Neue frustrieren, wenn eine weitere Behandlung Sie wieder einmal nicht schmerzfrei macht? Wie oft wollen Sie noch enttäuscht sein, weil sich Ihre Erwartung, schmerzfrei zu werden, wieder einmal als Täuschung herausgestellt hat?

Wenn Sie nicht akzeptieren, dass ein Restschmerz trotz optimaler Behandlung übrig bleiben wird, bestehen folgende Gefahren:

- Sie werden kleinere Schmerzverbesserungen entweder gar nicht wahrnehmen oder damit unzufrieden sein, weil für Sie nur Schmerzfreiheit zählt. So kann es passieren, dass Sie vielversprechende (aber kleine) Anfangserfolge einer Therapie nicht wertschätzen und die Therapie womöglich verfrüht abbrechen, noch bevor sie ihre volle Wirkung entfalten kann.
- Sie verbrauchen (zu)viel Energie im letztlich vergeblichen Kampf gegen den Restschmerz. Diese Energie fehlt Ihnen dann womöglich bei der Gestaltung Ihrer Zukunft trotz und mit Schmerzen.

Bauen Sie also Ihre Zukunft auf sicherem Boden und nicht auf Wunderheilungshoffnungen auf. Prüfen Sie äußerst kritisch die Angebote derer, die Ihnen, oft für teures Geld, Schmerzfreiheit versprechen.

Stimmen Sie der Aussage 3) zu?

Wenn Sie etwas Achtung vor Ihrem Körper haben, sollten Sie auf jeden Fall einiges anders machen als früher – unabhängig davon, ob es sich bei Ihnen um akute oder chronische Schmerzen handelt.

Ein akuter Schmerz hat eine wichtige Warn- und Schutzfunktion. Er ist wie ein „Schuss vor den Bug", der eindringlich davor warnt, das „Körperschiff" auf dem gleichen Kurs zu halten wie bisher. Stress, Überforderung, mangelnde Erholungszeiten, einseitige körperliche Belastungen, ungesundes Verhalten oder unzureichende körperliche Bewegung – das alles kann sozusagen in die Versenkung führen. Ist es nicht Zeit für einen Kurswechsel?

Leiden Sie bereits unter chronischen Schmerzen, wird es in vielen Bereichen Ihres Alltags notwendig sein, sich an die schmerzbedingten Einschränkungen anzupassen. Wenn Sie Ihre chronischen Schmerzen nicht akzeptieren, überfordern Sie möglicherweise Ihren Körper, weil Sie trotz Schmerzen Ihre alten Gewohnheiten und Tätigkeiten unverändert beibehalten. Ihr Körper „bedankt" sich dann mit einer Schmerzverstärkung.

Etliche der vom chronischen Schmerz Betroffenen haben sehr viel Zeit in einer Art „Warteschleife des Lebens“ verbracht, nach dem Motto: „Erst wenn der Schmerz weg ist, fange ich wieder an zu leben.“ Die z.T. recht späte Erkenntnis, dass dieses Warten auf Schmerzfreiheit nicht nur vergeblich, sondern die Zeit des Wartens zudem vergeudete Lebenszeit war, weil man sich nur mit dem Schmerz beschäftigt hat, kann äußerst bitter sein.

Erst wenn Sie Ihren Schmerz akzeptieren, werden Sie beginnen, Veränderungen bei verschiedenen Aktivitäten vorzunehmen, so dass diese einerseits von den Schmerzen her machbar sind und andererseits auch für eine befriedigende Lebensqualität sorgen. Hilfestellungen dazu finden Sie in **Kapitel 7.**

Möglicherweise fragen Sie sich, warum ich so sehr auf dem Thema Schmerzakzeptanz herumreite. Darauf gibt es eine klare Antwort: Erst wenn Sie Ihren Schmerz akzeptieren, haben Sie die Basis dafür geschaffen, seinen Einfluss auf Ihre Lebensqualität zu kontrollieren.

Wichtiger Hinweis:
Den Schmerz zu akzeptieren bedeutet **nicht,** die Hände in den Schoß zu legen, um sich dem Schmerz willenlos zu ergeben – ganz im Gegenteil. Akzeptieren Sie Ihren Schmerz **und** tun Sie aktiv etwas, um ihn zu kontrollieren.

Wenn Sie beginnen, Ihren Schmerz zu akzeptieren, wird das in der Regel mit heftigen Gefühlen einhergehen:

- **Ärger** über die mit dem Schmerz verbundenen Einschränkungen, das Unverständnis anderer, die Schuld anderer bei der Schmerzverursachung oder über die Unzufriedenheit mit der Behandlung,
- **Trauer** über den Verlust an Leistungsfähigkeit, Mobilität, Unbeschwertheit oder von Aktivitäten und
- **Angst** vor der Zukunft am Arbeitsplatz, davor, Verpflichtungen nicht mehr erfüllen und Anforderungen nicht mehr gerecht werden zu können, aber auch Angst vor zukünftigen Schmerzverstärkungen.

Einige dieser schmerzbezogenen Gefühle kennen Sie bereits. Lassen Sie diese Gefühle zu. Das ist eine Phase, durch die Sie leider hindurchmüssen. Der Verlust von Gesundheit kann uns gefühlsmäßig ähnlich aufwühlen wie der Verlust eines geliebten Menschen. Es ist hilfreich, wenn Sie sich beim Bewältigen dieser Phase Unterstützung von der Familie, Freunden oder einem Therapeuten holen.

Wenn Sie der Tatsache ins Auge sehen können, dass der Schmerz ein ungeliebter, aber anhänglicher Lebensbegleiter ist, und wenn Sie beginnen, Ihre Zukunft **trotz** und **mit** Schmerzen zu planen, dann haben Sie die Phase der Verleugnung und der Trauer weitgehend überwunden. Vor allem aber haben Sie dann Ihren Schmerz akzeptiert!

Zum Nachdenken: Zwei Strauße stolzieren durch die Wüste. Auf einmal sieht der ältere in der Ferne die Jäger des Pharao und macht den jüngeren darauf aufmerksam. Dieser steckt hurtig den Kopf in den Sand. Der ältere Strauß besinnt sich dagegen auf seine Schnelligkeit und eilt mit hoher Geschwindigkeit davon. Noch am Abend desselben Tages schmückte sich der Pharao mit den Federn des jungen Straußes.

Technik 02 Abwärts gerichteter Vergleich

Es gibt vielleicht Momente, da haben Sie den Eindruck, allein mit Ihrem Schmerz dazustehen. Es kommen Gedanken wie „Niemandem geht es so schlecht wie mir" oder „Alle sind gesund und leistungsfähig, nur ich nicht" oder „Früher habe ich das alles mit Leichtigkeit geschafft und heute…".

Der Vergleich mit anderen, denen es (vermeintlich) besser geht, ist ein bewährtes Mittel, um sich die Stimmung zu vermiesen. Dieser „aufwärts gerichtete Vergleich" wirkt nicht nur bei Kranken sondern auch bei Gesunden als „Stimmungs-Killer". In dasselbe Stimmungstief führen Vergleiche Ihrer von Schmerz begleiteten Gegenwart mit früheren Zeiten, in denen vieles leichter war. Wenden Sie in solchen Momenten den „abwärts gerichteten Vergleich" an! Denken Sie an diejenigen, denen es genauso schlecht oder noch schlechter geht wie Ihnen. Lenken Sie Ihre Aufmerksamkeit einmal bewusst auf leidende Personen im familiären Umfeld, im Freundes oder Bekanntenkreis, auf der Straße, in Kliniken oder Heimen. Vergegenwärtigen Sie sich Menschen in Hunger und Dürregebieten, für die ausreichendes Essen und Trinken keine Selbstverständlichkeit darstellen. Denken Sie an Menschen in Kriegsgebieten, die womöglich kein Dach mehr über dem Kopf haben, die sich tagtäglich in Lebensgefahr befinden und in ständiger Sorge um das Wohlergehen von Angehörigen oder Freunden sind. Vielleicht brauchen Sie sich auch nur an Zeiten in Ihrem eigenen Leben zu erinnern, in denen Sie noch schlechter dran und verzweifelter waren als heute.

Sind Sie wirklich *allein* mit Schmerz und Leid? Ist wirklich *gar nichts* mehr in Ordnung in Ihrem Leben, wenn Sie diese „abwärts gerichteten Vergleiche" berücksichtigen?

Technik 03 Beten

Verwundert? – Kann ich verstehen.

Einige werden jetzt denken: „Beten ist doch keine psychologische Technik", und sie haben Recht. Andere werden sagen: „Ich bete doch sowieso", und wieder andere werden einwenden: „Ich glaube nicht (mehr) an Gott. Warum soll ich also beten?"

Beten kann sicherlich nicht als „psychologische Technik" bezeichnet werden, gleichwohl hat es aber viel mit Psychologie zu tun:

- beten, um der Verzweiflung, der Wut, der Angst oder Trauer Ausdruck zu verleihen
- beten, um zu danken, Hoffnung zu schöpfen, Trost zu finden oder um Hilfe und Kraft zu bitten
- beten, um sich abzulenken von grüblerischen Gedanken
- allein beten, im inneren Gespräch zu sich selbst finden
- mit anderen zusammen beten – zu spüren, ich bin nicht allein
- die überlieferten Gebete wiederholen und dabei zur Ruhe kommen (z.B. das Vaterunser beten)

Die Gründe zu beten und die Art und Weise, wie man das tut, stimmen mit den Bedürfnissen eines Menschen mit chronischen Schmerzen ziemlich überein, finden Sie nicht auch?

Wenn Sie das Beten nicht grundsätzlich ablehnen, probieren Sie es doch einfach mal aus. Vielleicht können Sie an frühere Erfahrungen mit dem Beten anknüpfen, vielleicht auch nicht. Finden Sie eine Art zu beten, die zu Ihnen passt.

Ob Sie beten oder nicht – achten Sie auf so genannte „Warum"-Fragen, wie z. B. „Warum gerade ich?".

Daraus entwickeln sich leider häufig „Grübelschleifen" mit endlosen Wiederholungen. Diese kosten enorm viel Energie, sind zermürbend und bringen in der Regel doch keine Antwort. Die **Technik 04** kann Ihnen helfen, das Grübeln zu unterbinden.

Wenn Sie nicht (mehr) beten wollen, können Sie sich natürlich ohne weiteres einer anderen psychologischen Technik zur Schmerzkontrolle zuwenden.

Andererseits sind es gerade Extremerfahrungen, wozu auch der chronische Schmerz zählt, die häufig das Bedürfnis wecken, sich mit Themen wie

„Religiosität", „Spiritualität" oder dem „Sinn des Lebens" auseinander zu setzen.

Der bisherige Sinn des eigenen Lebens kann durch die schmerzbedingten Veränderungen radikal in Frage gestellt werden. Oft muss man sich neue Ziele setzen, weil die alten nicht mehr erreicht werden können. Dies ist beispielsweise dann der Fall, wenn die Leistungsfähigkeit durch die Schmerzen deutlich nachgelassen hat.

Ich denke, es ist grundsätzlich wichtig, sich mit den Zielen und dem Sinn des eigenen Lebens zu beschäftigen.

Vielleicht kann Ihnen das Gespräch mit anderen Anregungen zu diesen Themen geben („Was sind eigentlich deine Ziele im Leben, bzw. wofür lohnt es sich für dich zu leben?").

Technik 04 Gedankenstopp

Ertappen Sie sich auch oft beim Grübeln über den Schmerz (z. B. „Was habe ich nur verbrochen, dass ich so leiden muss? Hört das denn nie auf?")? Dann können Sie diese Technik gut gebrauchen. Sie besteht aus zwei Schritten.

Schritt 1:

Die störenden Gedanken werden durch den Einsatz äußerer oder innerer Ablenkungsreize gestoppt.

Äußere Reize:
- Sehen: z. B. das Bild eines geliebten Menschen anschauen
- Hören: z. B. laut „Stopp!" rufen
- Spüren: z. B. das Gesicht mit kaltem Wasser waschen oder sich in den Oberarm zwicken
- Geruch: z. B. an Ihrem Parfümfläschchen schnuppern
- Geschmack: z. B. einen Schluck Grapefruitsaft trinken
- Kombinationen verschiedener Sinnesreize: z. B. in die Hände klatschen (dabei wirken das Geräusch *und* die Empfindung in der Hand als „Gedankenunterbrecher")

Innere Reize:
- Sehen: z. B. die Vorstellung eines großen, roten Stopp-Schildes
- Hören: z. B. die Vorstellung eines Menschen, der laut „Aufhören!"

brüllt, oder die Vorstellung eines laut gespielten Liedes mit markantem Text („Alles hat ein Ende nur die Wurst hat zwei ...")

- Spüren: z. B. die Vorstellung, wie Sie vom 3-Meter-Brett ins kalte Wasser springen
- Geruch: z. B. die Vorstellung des Geruchs frisch gemahlener Kaffeebohnen
- Geschmack: z. B. die Vorstellung, in eine saure Zitronenscheibe zu beißen
- Kombinationen verschiedener Sinnesreize in der Vorstellung: z. B. in schneller Fahrt mit dem Auto die Landschaft an sich vorbeiziehen sehen, dabei die Beschleunigung spüren, mit der Sie in den Sitz gedrückt werden, und währenddessen laut Ihre Lieblingsmusik hören

Welche Reize oder Reizkombinationen Sie als Stopp-Signal zur Unterbrechung störender Gedanken nutzen, bleibt Ihnen überlassen. Obige Beispiele sollen nur als Anregung dienen. Sie sollten allerdings darauf achten, dass die Reize stark genug sind, um das Grübeln zu unterbrechen.

Ist das Grübeln unterbrochen, folgt der zweite Schritt der Gedankenstopp-Technik. Dieser zweite Schritt ist notwendig, da sich die störenden Gedanken auch nach einer Unterbrechung meist rasch wieder einstellen.

Schritt 2:

Wechseln Sie Ihre Körperhaltung von der „Grübelposition" in eine andere. Haben Sie beispielsweise im Liegen gegrübelt, setzen Sie sich nun auf. Wenn Sie beim Grübeln gesessen haben, laufen Sie nun etwas herum. Hochgezogene Schultern lassen Sie fallen, eine gerunzelte Stirn entspannen Sie nun, und eine flache, schnelle oder unregelmäßige Atmung wird in eine tiefe, langsame und gleichmäßige Atmung umgewandelt (siehe auch **Technik 16**).

In dieser neuen Körperhaltung wird es Ihnen leichter fallen, etwas zu tun, das verhindert, dass die störenden Gedanken wiederkehren. Formulieren Sie zu diesem Zweck hilfreiche Gedanken (siehe **Technik 07**) oder lenken Sie sich durch bestimmte Tätigkeiten vom Schmerz ab. Womit Sie sich ablenken können, wissen Sie selbst am besten.

Sollte sich das Grübeln wieder einstellen, wiederholen Sie den ersten Schritt der Gedankenstopp-Technik, eventuell auch mit anderen äußeren oder inneren Sinnesreizen.

Wichtiger Hinweis:
Während der ersten ein bis zwei Tage kann die Häufigkeit der störenden Gedanken durch die Anwendung der Gedankenstopp-Technik unter Umständen stark ansteigen. Halten Sie durch! Spätestens nach zwei Tagen wird die Auftretenshäufigkeit der grüblerischen Gedanken deutlich abnehmen, bis Sie schließlich dadurch kaum mehr beeinträchtigt werden.

Technik 05 Wechsel der Schmerzempfindungsebene

Fangen wir mit einem kleinen Test an. Stellen Sie sich vor, jemand fragt Sie, wie sich Ihre Schmerzen anfühlen und wie das für Sie ist, solche Schmerzen zu haben. Welche Adjektive verwenden Sie zur Beschreibung Ihrer Schmerzen? Schreiben Sie Ihre Antwort bitte stichwortartig auf – jetzt gleich!

____

____

____

____

____

____

Haben Sie's? Gut, dann lesen Sie weiter.

Das Schmerzsignal wird vom Entstehungsort über Nervenbahnen an das Gehirn geschickt und dort auf unterschiedlichen Ebenen verarbeitet. Zwei dieser Ebenen wollen wir uns nun genauer anschauen, nämlich die so genannte affektive und die sensorische Schmerzempfindungsebene.

Typische Wörter, mit denen wir die affektive Schmerzempfindung beschreiben, sind „scheußlich", „furchtbar" oder „unerträglich". Hier wird das subjektive seelische Leiden deutlich, das der Schmerz verursacht. Wenn der Schmerz vorwiegend auf dieser Ebene verarbeitet wird, leiden wir sehr.

Die sensorische Schmerzempfindung hingegen drückt sich aus in Bezeichnungen wie „pochender", „schneidender" oder „brennender" Schmerz.

Hier geht es um die sachliche physikalische Beschreibung der Schmerzempfindung. Wenn der Schmerz vorwiegend auf dieser Ebene verarbeitet wird, leiden wir weniger.

Testauswertung: Welche Wörter haben Sie verwendet, um die oben gestellte Frage nach Ihrer Schmerzempfindung zu beantworten?

a) Wenn Sie eher Wörter verwendet haben, die der affektiven Schmerzempfindungsebene zuzuordnen sind, zeigt das, dass Sie sehr unter Ihrem Schmerz leiden. Ein bewusster Wechsel der Schmerzempfindungsebene könnte für Sie sinnvoll sein. Wie das funktioniert, wird unten beschrieben.
b) Wenn Sie eher Wörter verwendet haben, die der sensorischen Schmerzempfindungsebene zuzuordnen sind, sollten Sie auch in Zukunft darauf achten, dass Sie Ihren Schmerz in Gedanken mit nüchtern-sachlichen Worten beschreiben.
c) Wenn Sie Wörter beider Schmerzempfindungsebenen verwendet haben, kann eine bewusste Bevorzugung von Gedanken der sensorischen Schmerzempfindungsebene von Vorteil sein – also die nüchtern-sachliche Beschreibung des Schmerzes, die weniger Leid verursacht.

So gehen Sie nun vor:
Haben Sie mehrere schmerzende Stellen im Körper, wählen Sie bitte zunächst eine aus und wiederholen Sie die Übung später für die anderen Schmerzstellen. Nehmen Sie sich nun etwas Zeit.

Gehen Sie mit Ihrer Aufmerksamkeit zu einer Stelle im Körper, die Ihnen momentan Schmerzen bereitet. Konzentrieren Sie sich auf die ausgewählte Schmerzstelle und nehmen Sie den Schmerz so gut, wie Sie können, wahr. Lokalisieren Sie Ihre Schmerzstelle möglichst exakt: Von wo bis wo breitet sich die Schmerzstelle genau aus? Wo sitzt der Schmerz und wo nicht mehr?

Betrachten Sie den Schmerz wie ein Wissenschaftler sein Untersuchungsobjekt. Beschreiben Sie Ihren Schmerz in Gedanken wie einen Gegenstand, wie wenn Sie einen Bericht darüber schreiben und dabei nüchtern, sachlich und möglichst objektiv bleiben wollten. Vermeiden Sie, dass sich Wörter in Ihre Beschreibung einschleichen, die Ihr Leid durch den Schmerz ausdrükken (z.B. „grausam", „nicht auszuhalten").

Ist der Schmerz, während Sie ihn beobachten, immer genau gleich stark oder schwankt er in seiner Stärke etwas? Versuchen Sie ihm eine Zahl von 0 bis 100 zuzuordnen (0 = kein Schmerz, 100 = stärkster vorstellbarer Schmerz). Spüren Sie eine Weile nur die Schmerzstärke und ordnen Sie ihr fortlaufend eine entsprechende Zahl zu (z. B. 49,...50,...45,...), auch wenn sich nur kleine Schwankungen ergeben.

Beschreiben Sie, wie sich Ihr Schmerz anfühlt (z. B. „bohrend in der Mitte und am Rand eher stechend"). Achten Sie bei Ihren beschreibenden Gedanken immer darauf, sachlich-distanziert zu bleiben, wie wenn es gar nicht um Ihren persönlichen Schmerz ginge.

Bleiben die Schmerzempfindungen immer gleich oder verändern sie sich? Versuchen Sie auch die Veränderungen in Worte zu fassen (z. B. „Jetzt kühlt sich das Glühen langsam ab").

Wenden Sie diese Technik auf all Ihre verschiedenen Schmerzstellen im Körper an; zunächst ein paarmal zum Einüben, später immer dann, wenn Sie merken, dass Sie Ihre Schmerzen mit „affektiven Begriffen" belegen. Gewöhnen Sie sich an, Ihre Schmerzen mit emotionslosen Begriffen und Zahlen zu beschreiben.

Wenn Sie sich z.B. bei dem Gedanken ertappen „Oh Gott, dieser Schmerz ist heute aber wieder mörderisch!", dann wissen Sie nun, dass solche Gedanken Ihr Leid nur noch vergrößern und sagen sich stattdessen: „Pulsierender Schmerz der Stärke 88. Ausbreitung von der linken Schläfe bis zum linken Auge. Er verstärkt sich bei Bewegung. Wenn ich ruhig sitze und ruhig atme so wie jetzt, reduziert er sich auf 61."

Technik 06 Humorvoll mit dem Schmerz reden

Keine Angst – ich erwarte nicht von Ihnen, dass Sie in der Gegend herumlaufen und grinsend vor sich hin murmeln. Mit dem Schmerz reden kann man auch in Gedanken.

Was das bringen soll?

Indem Sie auf eine humorvolle Art mit Ihrem Schmerz reden, können Sie Ohnmachts und Hilflosigkeitsgefühle ihm gegenüber abbauen. Außerdem kontrollieren Sie seine Macht und seinen Einfluss auf Ihre psychische Verfassung.

Humor – und wenn auch nur in Form von Galgenhumor – war schon immer eine wirkungsvolle Möglichkeit, sich nicht unterkriegen zu lassen.

Geben Sie Ihrem Schmerz zunächst einen Namen. Das ist kein Witz, Sie müssen ihn ja irgendwie ansprechen. Der Name kann aber durchaus witzig sein. Wenn Sie verschiedene Schmerzen haben, brauchen Sie auch verschiedene Namen, das ist klar.

Begrüßen Sie Ihren Schmerz mit seinem Namen, wenn er erstmals am Tag auftritt, z. B. „Guten Morgen, Brutus (ein stechender Schmerz), hast du auch so schlecht geschlafen wie ich? Ach, entschuldige die blöde Frage; klar hast du schlecht geschlafen. Immer, wenn ich wach war, warst du es auch." – Das ist doch etwas anderes als der Gedanke „Oh nein, schon mit Schmerzen aufstehen, das halte ich nicht aus", oder?

Wenn sich Ihr Schmerz wieder einmal durch besondere Stärke hervortut, schimpfen Sie mit ihm: „Nero (für einen brennenden Schmerz), du alter Angeber, du blähst dich ja heute wieder mächtig auf. Pass auf, dass dir nicht die Luft ausgeht, du aufgeblasener alter Sack."

Loben Sie Ihre Schmerzen aber auch, wenn sie einmal weniger weh tun: „Mensch, Dick und Doof (für beidseitige Knieschmerzen), heute seid ihr ja so richtig brav. Gell, das tut gut, wenn ihr auch mal ausruht?" – Ist das nicht besser als der Gedanke: „Hoffentlich werden sie nicht gleich wieder stärker."?

Oder verhandeln Sie mit Ihrem Schmerz wie mit einem gleichberechtigten Partner: „O.K. Glühfix, ich weiß, dass du ein hartnäckiger Bursche bist. Trotzdem ein Vorschlag: Heute Nachmittag mach' ich alles, was du willst: Ich schone mich so weit wie möglich. Heute Abend trittst du dafür in den Hintergrund, damit ich noch ein wenig ausgehen kann. Einverstanden?"

Welchen Namen Sie Ihrem Schmerz auch geben und welche Art von humorvoller Ansprache Sie auch immer wählen – sorgen Sie dafür, dass der Schmerz dadurch eine leicht unterlegene bis maximal gleichrangige Position erhält. Sie sollten immer wissen (und den Schmerz wissen lassen), wer der Herr im Hause ist, und den Schmerz in seine Schranken weisen.

Übrigens: Schmerz und Scherz unterscheiden sich, rein sprachlich gesehen, nur durch einen Buchstaben. Vielleicht soll uns das darauf aufmerksam machen, dass beim Lachen die körpereigene Schmerzabwehr so richtig in Fahrt kommt, indem Endorphine ausgeschüttet werden. Lachen Sie also, wenn's zum Heulen nicht langt …

Technik 07 Das ABC neu lernen

Das normale ABC beherrschen Sie. Aber kennen Sie auch das ABC der Gefühle?

Wenn nicht, haben Sie meiner Ansicht nach eine echte Bereicherung Ihres Lebens vor sich. Das ABC der Gefühle ist vielleicht eine der wichtigsten psychologischen Techniken überhaupt.

Die Grundaussage dieses ABC lautet:

Sie haben es weitgehend selbst in der Hand, wie Sie sich fühlen.

Bevor ich dies an ein paar Beispielen erläutere, möchte ich noch kurz auf die Bedeutung der Buchstaben A, B und C eingehen:

A ist die auslösende Situation,
B steht für Ihre gedankliche Bewertung dieser auslösenden Situation und
C bezeichnet Gefühle als Konsequenzen dieser gedanklichen Bewertung.

Beispiele

Person 1:

A: Der Schmerz wird stärker
B: „Ich bin meinen Schmerzen gegenüber völlig hilflos!"
C: depressive Stimmung

Person 1 befindet sich also in der Situation (A), dass ihre Schmerzen stärker werden. In ihrem Kopf tauchen deswegen Gedanken der Hilflosigkeit (B) auf. Diese Gedanken führen schließlich dazu, dass sie in eine depressive Stimmung kommt (C).

Schauen wir uns nun einen zweite Person an, die sich in exakt der gleichen Situation befindet:

Person 2:

A: Der Schmerz wird stärker
B: „Ich probiere jetzt aus, was mir gut tut."
C: Hoffnung

Person 2 befindet sich also ebenfalls in der Situation (A), dass ihre Schmerzen stärker werden. In ihrem Kopf tauchen aber schmerzbewältigende Gedanken (B) auf. Diese Gedanken führen schließlich dazu, dass sie Hoffnung schöpft (C).

Fazit:
Durch Ihre Gedanken haben Sie einen erheblichen Einfluss darauf, wie Sie sich fühlen. Nicht die Situation ist entscheidend dafür wie Sie sich fühlen, sondern Ihre Gedanken, mit denen Sie diese Situation bewerten.

Diese Erkenntnis können Sie an weiteren Beispielen überprüfen und einüben.

Person 3:
A: Die Schmerzen treten am späten Nachmittag verstärkt auf.
B: „Wenn sie jetzt schlimmer werden, kann ich die ganze Nacht wieder nicht schlafen."
C: ?

Welche Gefühle werden sich Ihrer Meinung nach bei einem solchen „Katastrophen-Gedanken" einstellen?

____

____

(Die Auflösung finden Sie am Ende des Abschnitts **Technik 07** unter C3)

Person 4:
A: Die Schmerzen treten am späten Nachmittag verstärkt auf.
B: ?
C: Gelassenheit

Person 4 befindet sich in der gleichen Situation (A) wie Person 3. Wir wissen außerdem von Person 4, dass sie in dieser Situation gelassen bleibt (siehe C). Wie wird sie die Situation A wohl gedanklich bewerten (B), um dabei gelassen zu bleiben?

____

____

(Die Auflösung finden Sie am Ende des Abschnitts **Technik 07** unter B4)

Person 5:
A: In der Nacht aufgewacht an starkem Schmerz
B: „Ich ertrage den Schmerz nicht mehr."
C: Hoffnungslosigkeit und Verzweiflung

Ich denke, Sie können das ABC der Person 5 nachvollziehen. Jetzt passiert aber Folgendes: Person 5 registriert, wie sie sich durch ihre negativen Gedanken in diese hoffnungslose und verzweifelte Stimmungslage bringt. Mitten in der Nacht ist sie hellwach. Plötzlich steht sie auf, atmet tief durch, ballt die Faust und sagt zu sich selbst „Stopp!". Sie geht ins Bad. Auf dem Weg denkt sie sich: „Klar ertrage ich dich, du Schlafräuber, so wie ich dich schon immer ertragen habe. Und außerdem habe ich gleich eine schöne Überraschung für dich." Person 5 legt sich die eiskalten Umschläge um das schmerzende Bein, setzt sich auf die Couch, schaltet den Fernseher ein und bewegt das Bein langsam hin und her. Der kalte Umschlag lindert den Schmerz, und das Fernsehprogramm entfaltet seine einschläfernde Wirkung. Nach einer guten halben Stunde geht Person 5 wieder ins Bett und schläft ein.

Person 5 verhält sich ziemlich clever, finden Sie nicht auch?
- Sie bemerkt ihre negativen Gedanken,
- führt einen „Gedankenstopp" durch (siehe **Technik 04**),
- entwickelt hilfreiche und realistische Gedanken,
- redet humorvoll mit ihrem Schmerz (siehe **Technik 06**) und
- lenkt sich vom Schmerz ab durch kalte Umschläge, Bewegung und Fernsehen.

Sicher können Sie die Gefühle (C) von Person 5 erahnen, die sich aufgrund ihrer veränderten Gedanken (B) einstellen:
A: In der Nacht aufgewacht an starkem Schmerz
B: „Klar ertrage ich dich, du Schlafräuber, so wie ich dich schon immer ertragen habe. Und außerdem habe ich gleich eine schöne Überraschung für dich."
C: ?

____

____

(Die Auflösung finden Sie am Ende des Abschnitts **Technik 07** unter C5)

Sie haben noch Zweifel, dass Sie durch Ihre Gedanken selbst für Ihre Gefühle verantwortlich sind?

Vielleicht werden Sie einwenden, dass es natürlich ist, und jedem Menschen so geht, dass er sich mit Schmerzen schlecht fühlt. Zugegeben, ohne Schmerz fühlt man sich in aller Regel besser als mit Schmerz, klar.

Aber finden sie nicht auch, dass es große Unterschiede gibt, wie Menschen gefühlsmäßig auf Schmerzen reagieren? Die einen sind am Boden zerstört oder sind gereizt, andere können noch lachen, wieder andere sind zwar nicht gut, aber auch nicht besonders schlecht gestimmt, also quasi neutral. Umfangreiche Befragungen dieser Menschen haben ergeben, dass weder die Schmerzstärke noch die Ursache der Schmerzen für die damit zusammenhängenden Gefühle entscheidend sind, sondern – Sie ahnen es bereits – die gedankliche Bewertung der Schmerzen.

Einige Patienten, die ich mit Hilfe des ABC-Modells therapierte, waren anfangs regelrecht verzweifelt: „Es reicht nicht, dass ich mich schlecht fühle, jetzt bin ich auch noch selbst schuld daran." Mit der Zeit lernten diese Patienten die Chance zu würdigen, die im ABC-Modell steckt. Die Verantwortlichkeit eines jeden Menschen für die eigenen Gefühle birgt natürlich auch die Möglichkeit der selbständigen Veränderung negativer Gefühlszustände in sich. Wir sind also stimmungsmäßig relativ unabhängig von anderen oder von Situationen. Durch unsere Gedanken haben wir die Freiheit, unsere Gefühle zu steuern.

Sie haben es sicherlich schon bemerkt: Das ABC der Gefühle ist eine Voraussetzung für positives Denken. Sie können Ihre Schmerzen zwar nicht einfach „wegdenken" – positives Denken ist aber dennoch eine wichtige Technik zur Schmerzkontrolle.

Es kann Sie einerseits vor unerwünschten Gefühlszuständen bewahren, die bei chronischen Schmerzen oft auftreten und die Schmerzen meist noch verschlimmern (z. B. Ärger, Angst, Depressivität). Andererseits kann positives Denken Sie in die Lage versetzen, sich trotz Schmerzen daran zu erinnern, was Sie alles unternehmen können, damit es Ihnen besser geht.

Wichtiger Hinweis:
Positives Denken nach dem ABC-Modell eignet sich nicht nur zur Verbesserung unangenehmer Gefühlszustände bei Schmerzen.
Positives Denken nach dem ABC-Modell ist in allen nur erdenklichen Situationen wirksam, da erst die gedankliche Bewertung einer Situation zu unerwünschten Gefühlen führt.

Sie haben doch nicht etwa den Eindruck, das Erlernen positiven Denkens sei zu anstrengend? Ich glaube, dass negatives Denken viel anstrengender ist, ganz zu schweigen von den unerfreulichen Gefühlen, die daraus resultieren.

Nun gibt's die konkrete Übungsanleitung in vier Schritten:

Schritt 1:
Wissen, dass man selbst für seine Gefühle verantwortlich ist
Wenn Sie den Abschnitt unter **Technik 07** bis hierher gelesen haben, verfügen Sie bereits über dieses Wissen.

Schritt 2: Erkennen der negativen Gedanken
Viele werden ihre negativen Gedanken in Bezug auf die Schmerzproblematik sofort benennen können. Für andere wiederum ist das weniger leicht.

Hier ein paar Tipps für alle: Nehmen Sie sich für den Schritt 2 sieben bis vierzehn Tage Zeit. Notieren Sie sich in diesem Zeitraum alle negativen Gedanken rund um die Schmerzproblematik. Erst wenn Sie diese „Feinde im eigenen Kopf" klar vor sich sehen (schwarz auf weiß!), können Sie etwas gegen sie tun. Wenn Sie sich schlecht fühlen oder die Schmerzen stärker werden, tauchen am ehesten Gedanken auf, die Sie registrieren und aufschreiben können. Dies ist die beste Möglichkeit, um Ihre negativen Gedanken „auf frischer Tat zu ertappen".

Sie können auch versuchen, sich zu einem festgesetzten Zeitpunkt (z. B. abends) an Ihre negativen Gedanken zu erinnern, die Ihnen am Tag durch den Kopf gegangen sind. Rufen Sie sich dabei Situationen, in denen Sie negative Gefühle hatten, in allen Einzelheiten ins Gedächtnis.

Schließlich kann man sich noch fragen, welche Bedeutung eine problematische Situation für einen hat, um den dazugehörigen negativen Gedanken auf die Spur zu kommen. Während dieser Beobachtungsphase in Schritt 2 empfiehlt es sich, Schreibutensilien immer bereitzuhalten. Die Aufzeichnungen können nach dem bereits bekannten ABC-Schema erfolgen.

Hier ein Beispiel:
A (Situation): Ehemann sagt zu mir: „Hör auf, so rumzujammern wegen deiner Schmerzen, das ist ja nicht zum Aushalten!"
B (eigene Gedanken): „Warum versteht mich niemand? Ich wäre am liebsten tot."
C (Gefühle): Resignation, Einsamkeit

Schritt 3: Ersetzen der negativen durch positive Gedanken

Nehmen Sie nun Ihr Selbstbeobachtungsprotokoll der letzten 7-14 Tage zur Hand und schreiben Sie alle negativen Gedanken in die linke Spalte eines Blattes, das Sie in zwei Spalten unterteilen. Dann nehmen Sie sich den ersten negativen Gedanken her und formulieren ihn so lange um, bis er den Regeln für einen positiven Gedanken entspricht. Diese lauten:

1. Ein positiver Gedanke ist nicht als Frage formuliert und enthält keine Verneinung,
2. er entspricht den Tatsachen und
3. hilft Ihnen, sich so zu fühlen und zu verhalten, wie Sie das möchten.

Erläuterungen zu den drei Regeln:

Zu 1: Wenn Sie merken, dass Ihre Gedanken in Frageform formuliert sind, wandeln Sie die Frage in eine Aussage um.

Aus unserem oben genannten Beispiel lautet der erste zu überprüfende Gedanke: „Warum versteht mich niemand?" Die Aussageform lautet: „Niemand versteht mich, und ich weiß nicht, warum."

Sind Sie bereit für ein kleines Experiment, was Verneinungen angeht?

Geben Sie sich in Gedanken die Aufforderung: „Ich darf jetzt nicht an mein Bett denken." Schließen Sie dann die Augen, wiederholen Sie die Aufforderung noch ein paar Mal und warten Sie ab, was passiert.

Wenn es Ihnen so ergangen ist, wie den meisten anderen auch, hat sich, obwohl Sie es nicht wollten, das Bett in Ihre Vorstellung gedrängt.

Fazit: Unser Gehirn kann mit Verneinungen schlecht umgehen. Deshalb sollten auch Ihre positiven Gedanken keine Verneinungen enthalten.

Der Beispiel-Gedanke „Niemand versteht mich, und ich weiß nicht warum" enthält zwei Verneinungen, nämlich „niemand" und „nicht", was laut Regel Nummer 1 ungünstig ist.

Zu 2: Wenn Sie sich in Gedanken etwas vormachen bzw. sich selbst belügen, hat das nichts mit positivem Denken zu tun. Ein Gedanke, der nicht den Tatsachen entspricht, wird normalerweise keine positive Wirkung auf Ihre Gefühle entfalten können. Hier ein Beispiel für ein inneres Selbstgespräch: „Entspricht der Gedanke ‚Niemand versteht mich, und ich weiß nicht warum' den Tatsachen? Versteht mich wirklich gar niemand? Nein, im Wesentlichen betrifft das nur meinen Ehemann. Die meisten anderen haben Verständnis für meine Schmerzerkrankung. Also muss der realistische Gedanke lauten: ‚Mein Mann versteht meine Schmerzen nicht.'

Weiß ich wirklich nicht, warum er kein Verständnis hat? Eigentlich kann ich´s mir denken. Er selbst kennt kaum Schmerzen und ist gesund. Und es ist wahrscheinlich auch schwierig für ihn, tagein, tagaus mein Leiden mitzubekommen. Irgendwann kann er meine Klagen einfach nicht mehr hören. Also dieser erste Teil meiner Gedanken ist so schon mal nicht wahr. Und der zweite Teil: ‚Ich wäre am liebsten tot?' Eigentlich ist das Quatsch. Ich möchte leben. Nur die starken Schmerzen möchte ich nicht mehr haben, damit ich wieder mehr am Leben teilnehmen und mit anderen fröhlich zusammen sein kann.
Also stimmt auch der zweite Teil meiner Gedanken nicht."

Zu 3: Ich denke, die dritte Regel spricht für sich. Wir wollen sie gleich auf unser Beispiel anwenden. Lesen Sie die Fortsetzung des inneren Selbstgesprächs einer Betroffenen:
„Hilfreich sind diese Gedanken wirklich nicht. Kein Wunder, dass ich resigniere und mich einsam fühle. Welche positiven Gedanken sollen mir zukünftig durch den Kopf gehen, wenn mein Mann mir zu verstehen gibt, dass ich ihm mit meinem Gejammere auf die Nerven gehe?"
Die „neuen" Gedanken [nach einigem Überlegen]:
„Ich verstehe, dass mein Gejammere ihn nervt. Ich will versuchen, mit ihm über andere Themen zu reden. Wenn ich unbedingt mit jemandem über meine Schmerzen reden will, rufe ich meine Freundin an, die versteht mich. Außerdem werde ich lernen, mit meinen Schmerzen zu leben."
Sind alle drei Regeln zum positiven Denken erfüllt?

Vielleicht brauchen Sie noch ein paar Tipps, wie Sie, ausgehend von Ihren bisherigen negativen, auf positive Gedanken kommen können. Fragen sie sich:

- Welchem konkreten Gefühl soll der neue positive Gedanke in dieser Situation den Weg ebnen?
- Zu welchem konkreten Verhalten soll der neue positive Gedanke in dieser Situation führen?
- Was denkt jemand, den die gleiche Situation weniger belastet als mich?
- Habe ich schon einmal eine ähnlich schwierige Situation gemeistert? Wenn ja, wie?
- Was würde ich jemandem anderen raten, der sich in einer ähnlichen Situation befindet, wie ich?
- Gibt es etwas, das mir wichtig ist, das mir Mut, Zuversicht und Sicherheit gibt und an das ich mich in dieser Situation erinnern könnte?
- Was soll ich in dieser Situation lernen?

Am Ende dieses dritten Schrittes haben Sie also ein Blatt, auf dem links die negativen Gedanken stehen und dazu jeweils rechts die erarbeiteten positiven Gedanken, die in Zukunft Ihr Denken bestimmen sollen.

Beispiel:

Negativer Gedanke	**Positiver Gedanke**
Die Schmerzen machen mich noch wahnsinnig!	Tief durchatmen und ruhig bleiben.
Ich halte diese Schmerzen nicht mehr aus!	Ich schaffe es auch heute wieder. Ich kann es aushalten.
Was soll ich nur tun?	Ablenkung hilft am besten.

Schritt 4: Einüben

Wenn Sie schon einmal eine Fremdsprache erlernt haben, erinnern Sie sich vielleicht daran, wie man Wörter einer Fremdsprache auswendig lernen kann: In der linken Spalte steht der Begriff in der Fremdsprache und in der rechten Spalte das entsprechende deutsche Wort. Durch Abdecken jeweils einer Spalte und einigen Wiederholungen gehen einem die neuen Wörter nach und nach in Fleisch und Blut über.

Das Erlernen von positivem Denken geht ganz ähnlich.

Nehmen Sie Ihre Liste und lernen Sie Ihre positiven Gedanken zumindest sinngemäß auswendig. Vielleicht kann Sie auch jemand abhören. Wenden Sie die gelernten positiven Gedanken ab sofort immer dann an, wenn Sie merken, dass die (altbekannten) negativen Gedanken auftauchen oder wenn Sie in eine Situation (A) geraten, die typischerweise zu negativen Gedanken führt. Lassen Sie sich keine negativen Gedanken mehr durchgehen. Sollten Zweifel an Ihren ausgearbeiteten positiven Gedanken aufkommen, können Sie diese natürlich jederzeit abändern oder verbessern.

Nach ca. 12-24 Wochen dürften Ihre Gefühle auf die veränderten Gedanken ansprechen. Höre ich Sie sagen, das dauere zu lang? Dann überlegen Sie einmal, wie lange Sie schon negativ denken. Vielleicht erscheint Ihnen die genannte Zeitspanne dann nicht mehr ganz so lang.

Sie können die Umstellung auf positives Denken allerdings beschleunigen, wenn Sie zusätzlich einen Monat lang täglich etwa 10 Minuten ein mentales Training durchführen. Das könnte so aussehen:

1. Entspannen Sie sich (siehe **Techniken 12** und **13**).
2. Stellen Sie sich eine Situation vor, in der der negative Gedanke bislang auftrat.
3. Denken Sie nun Ihren neuen positiven Gedanken.

4. Stellen Sie sich intensiv vor, wie sich Ihr Gefühl und Verhalten in erwünschter Weise verändert.

Wenden Sie diese Vorgehensweise auf alle negativen Gedanken an.

Auflösung:

C3 Angst, Panik, Unruhe, Gereiztheit, Ärger, Niedergeschlagenheit (ein Gefühlsbegriff dieser Aufzählung oder einer, der diesen Begriffen ähnlich ist, reicht aus)

B4 „Bis ich ins Bett gehe, vergeht noch viel Zeit. Ich werde jetzt nur noch das tun, was mir gut tut" (auch andere, Gelassenheit hervorrufende Gedanken sind vorstellbar)

C5 grimmige Entschlossenheit, Zuversicht (ein Gefühlsbegriff dieser Aufzählung oder einer, der diesen Begriffen ähnlich ist, reicht aus)

Technik 08 Der hilfreiche Universalsatz

Während die **Technik 07** darauf abzielt, einzelne negative Gedanken zu erkennen, zu hinterfragen und in positive Gedanken umzuwandeln, geht es hier darum, einen „hilfreichen Universalsatz" zu finden, der in allen schmerzbezogenen Situationen eingesetzt werden kann. Mit diesem in Gedanken gesprochenen Universalsatz soll negatives Denken bzw. Grübeln gestoppt und die Aufmerksamkeit auf positive Dinge gelenkt werden. Um einem solch umfassenden Anspruch gerecht werden zu können, muss dieser hilfreiche Universalsatz natürlich gut zu Ihnen passen und sorgfältig ausgesucht werden. Woran Sie erkennen können, dass ein Satz passt? Nun, Sie sollten voll hinter dem Inhalt dieses Satzes stehen können. Er muss also wahr sein und so etwas wie Vertrauen in die eigenen Fähigkeiten, Hoffnung, Gelassenheit oder Zufriedenheit vermitteln.

Verstehen Sie die folgenden Beispiele bitte nur als Anregung dafür, Ihren eigenen hilfreichen Universalsatz zu entwickeln. Natürlich können Sie auf einen der folgenden Beispielsätze zurückgreifen, wenn er bereits passen sollte. Oder Sie verändern einen der Beispielsätze bis er für Sie passt.

1. Wenn ich ruhig bleibe und mich entspanne, geht es besser.
2. Es wird bald wieder besser, das weiß ich aus Erfahrung.
3. Ich schaffe es, so wie ich es noch immer geschafft habe.
4. Ich bin stärker als der Schmerz.
5. Der Schmerz ist nur ein Teil von mir.

6. Andere leben auch damit.
7. Ich mache meine Übungen – wenn es trotzdem noch schlimmer wird, nehme ich zusätzliche Medikamente.
8. Ablenkung hilft am besten.

Entwickeln Sie nun Ihren eigenen hilfreichen Universalsatz:

____

____

Schreiben Sie ihn zusätzlich auf ein paar Zettel, die Sie für einige Zeit an Stellen anbringen oder hinterlegen, auf die Ihr Blick mehrmals am Tag fällt (z. B. in der Geldbörse, am Spiegel, als Buchzeichen, am Fernseher usw.). Wenn Sie häufiger vor dem Computer sitzen, können Sie auch einen Bildschirmschoner mit einem (sich) bewegenden hilfreichen Universalsatz erstellen. Durch diese Erinnerungshilfen wird sich der Satz fest in Ihr Gedächtnis einprägen und Ihnen in schwierigen Situationen zur Verfügung stehen. Sprechen Sie den Satz innerlich ein paarmal hintereinander oder auch wiederholt im Abstand von einigen Minuten, um negative Gedanken zu unterbinden.

Wenn Ihr hilfreicher Universalsatz eine Selbstanweisung enthält, z. B. sich abzulenken, dann tun Sie es. Nach wenigen Wochen (oder auch schneller) werden Sie Ihre Zettel nicht mehr als Erinnerungshilfe benötigen. Ihr Satz wird zu Ihnen gehören und Ihnen hilfreich beiseite stehen, wann immer Sie ihn brauchen.

Kapitel 5
Entspannung trotz Schmerz

Zunächst wollen Sie vielleicht wissen, auf welche Weise Entspannungsverfahren Einfluss auf Schmerzen nehmen:

- durch Entspannung verspannter Muskulatur
- Verbesserung der Durchblutung
- Anheben der Schmerzschwelle in Richtung Schmerzunempfindlichkeit
- Stressverminderung
- Erleichterung des Einschlafens (wer schläft, spürt keinen Schmerz)

Der Erfolg, den Sie mit einem Entspannungsverfahren erzielen, hängt u.a. von der Art des vorliegenden Schmerzsyndroms ab. Grundsätzlich gibt es folgende Möglichkeiten, Erfolg zu haben:

Möglichkeit 1: Der Schmerz verringert sich; im besten Fall verschwindet er.

Möglichkeit 2: Der Schmerz wird nicht stärker, d.h. ohne Entspannung würde die Schmerzstärke noch weiter ansteigen.

Möglichkeit 3: Die Häufigkeit und Intensität von anfallsartig auftretenden Schmerzen werden herabgesetzt, wenn die Entspannungsübungen in den schmerzfreien Zeiten durchgeführt werden.

> **Wichtiger Hinweis:**
> Während schnell einschießender „Schmerzattacken" (z. B. bei Trigeminusneuralgie) und während eines Migräneanfalls können die hier beschriebenen Entspannungstechniken in aller Regel nicht eingesetzt werden.

Technik 09 Progressive Entspannung nach Jacobson (Langform)

Die Progressive Relaxation (= Entspannung) nach Jacobson (PR) ist eine wissenschaftlich erprobte Methode der Selbstentspannung, die in vielen belastenden Alltagssituationen einsetzbar ist, was vor allem für die verschiedenen Kurzformen der PR gilt. Sie kann relativ leicht und schnell auch von solchen Personen erlernt werden, die bisher mit anderen Entspannungsverfahren schlechte Erfahrungen gemacht haben.

Bei der PR werden nacheinander verschiedene Muskeln erst angespannt und dann gezielt entspannt. Ja, Sie haben richtig gelesen: zunächst wird eine leichte Anspannung erzeugt, damit der Unterschied zum entspannten Zustand der Muskulatur hinterher umso deutlicher spürbar wird.

Die Anspannung sollte aber nur leicht sein, so dass Sie sie eben merklich als Anspannung wahrnehmen.

Durchführungshinweise:

<u>Übungsort:</u>

Gerade am Anfang des Entspannungstrainings ist es günstig, wenn Sie während des Übens nicht oder nur wenig abgelenkt werden. Ideal ist deshalb ein ruhiger, vielleicht etwas abgedunkelter Raum ohne Störungsgefahr. Um ungestört zu sein, können Sie die anderen Personen, mit denen Sie zusammenwohnen, während Ihrer Übungszeiten um Ruhe bitten, die Zimmertür abschließen, ein „Bitte nicht stören!"-Schild vor die Tür hängen, das Telefon leise stellen und den Anrufbeantworter für sich arbeiten lassen usw.

Mit zunehmender Übung werden Sie von den äußeren Bedingungen unabhängiger und immer weniger gestört werden.

Übungszeitpunkt:
Zum Einüben eignen sich schmerzfreie Zeiten oder, wenn Sie unter Dauerschmerzen leiden, Zeiten, in denen die Schmerzen nicht ganz so stark sind. Legen Sie den Übungszeitpunkt so, dass Sie jeweils ca. 25 Minuten für die Entspannungsübung zur Verfügung haben und während dieser Zeit möglichst nicht gestört werden. Damit sich rasch eine Übungsroutine einstellt, können Sie täglich immer zum selben Zeitpunkt üben oder die PR-Übung zeitlich an eine Tätigkeit hängen, die Sie bereits täglich ausüben (z. B. nach dem Abendessen oder vor dem Schlafengehen).

Übungshäufigkeit:
Sie sollten in der Einübungsphase, also etwa in den ersten sechs Wochen, mindestens einmal täglich üben. In der sich anschließenden Anwendungsphase setzen Sie die PR dann bei Bedarf ein.

Erste positive Veränderungen können bereits nach den ersten PR-Übungen auftreten, meist jedoch erst nach zwei bis vier Wochen. Ab diesem Zeitpunkt können Sie auch erste Kurzfassungen der PR ausprobieren (siehe **Technik 10**). Auch wenn sich nach vier Wochen noch keine Entspannungszeichen bemerkbar gemacht haben, sollten Sie versuchsweise zur Kurzfassung der PR übergehen. Vielleicht liegt Ihnen die Kurzfassung eher. Dies dürfte z. B. bei Konzentrationsschwierigkeiten der Fall sein.

Obwohl sich der Körper mit zunehmender Übung immer schneller und besser entspannt, gelingt nicht jede Entspannungsübung gleich gut. Das sollte Sie nicht beunruhigen; denn Schwankungen der Tagesform kennen Sie ja auch aus anderen Tätigkeitsbereichen.

Körperhaltung:
Bequemlichkeit ist Trumpf! Das betrifft sowohl die Körperhaltung als auch die Kleidung. Sie können die PR im Liegen, Sitzen und Stehen durchführen. Sie sollten keine Gliedmaßen überkreuzen, d. h. nicht die Arme verschränken oder die Beine übereinander schlagen, da sonst die Durchblutung

der Muskulatur eingeschränkt wird. Haltungsänderungen während der Durchführung oder die Anpassung der unten beschriebenen Grundpositionen auf Ihre individuellen Bedürfnisse sind ohne weiteres möglich.

Die Ausgangs-Körperhaltung sollten Sie für ca. 25 Minuten ohne haltungsbedingte Schmerzverstärkung einnehmen können. Sollte das weder im Liegen, Sitzen, noch Stehen möglich sein, wechseln Sie zur Kurzfassung der Progressiven Entspannung (**Technik 10**).

Liegeposition: Auf dem Rücken liegen, die Arme ruhen dabei ausgestreckt neben dem Körper, die Handinnenflächen weisen zum Boden, die Beine sind ausgestreckt.

Sitzposition: Den Rücken und eventuell auch den Kopf anlehnen, Arme und Hände ruhen auf Armlehnen oder den Oberschenkeln, die Fußsohlen stehen fest und sicher auf dem Boden.

Standposition: Finden Sie einen sicheren Stand, eventuell mit den Schulterblättern leicht an eine Wand oder Schranktür gelehnt, das Körpergewicht zu gleichen Teilen auf beide Beine verteilt.

<u>Atem und Augen:</u>
Atmen Sie während der gesamten Übung in gewohnter Weise, wobei Sie vermeiden sollten, den Atem anzuhalten. Wenn man Muskeln anspannt, hält man oft automatisch die Luft an. Achten Sie also besonders in den Anspannungsphasen darauf, einfach weiterzuatmen.

Es wird Ihnen wahrscheinlich am angenehmsten sein, die Augen während der Entspannungsübung zu schließen. Wenn Ihnen das allerdings unangenehm sein sollte, können Sie sich auch mit geöffneten Augen entspannen. Dabei ist es günstig, einen Punkt am Boden, an der Decke oder Wand zu fixieren oder den Blick „auf unendlich zu stellen“. Vielleicht wollen sich die Augenlider erst im Verlauf der Übung schließen. Geben Sie diesem Bedürfnis dann ruhig nach.

<u>Konzentration:</u>
Alle weiter unten beschriebenen Muskeln bzw. Muskelgruppen werden zunächst für etwa fünf Sekunden angespannt, um unmittelbar im Anschluss daran wieder langsam entspannt zu werden, ca. 20 bis 30 Sekunden lang. Während dieser Zeitspanne sollte die Aufmerksamkeit möglichst intensiv auf die betreffende Muskulatur gerichtet sein.

Klar, Ihre Aufmerksamkeit wird während der Gesamtübung ab und zu durch Geräusche, abschweifende Gedanken, Schmerzen oder andere Körperempfindungen abgelenkt werden. Das ist ganz normal, ärgern Sie sich also nicht darüber. Wenn Sie feststellen, dass Sie abgelenkt sind, so nehmen Sie es ruhig hin und richten Ihre Aufmerksamkeit wieder auf die Anspannung und Entspannung der Muskulatur, so gut es eben geht.

Bei störenden Dauergeräuschen kann es helfen, sich diesen zunächst intensiv zuzuwenden, jede Einzelheit des Geräusches ganz exakt wahrzunehmen und genau zu überprüfen, ob das rechte oder das linke Ohr mehr von diesem Geräusch mitbekommt. Mit der Zeit wirkt dieses intensive Zuhören ermüdend, und Sie können sich in aller Ruhe wieder der Entspannungsübung zuwenden. Bei kurzen Störgeräuschen ist es vor allem wichtig, sich klar zu machen, dass sie gleich wieder verschwinden und sich über die Störung nicht weiter zu ärgern. Ärger ist der „natürliche Feind" jeder Entspannung (und umgekehrt).

Es kann auch helfen, sich die Anweisungen für die Übung bewusst gedanklich vorzusprechen (z. B. „Als Nächstes spanne ich meinen rechten Oberarm an, dabei den Ellenbogen anwinkeln – sachte, nicht zu stark ...") und auch die Empfindungen, die beim Entspannen auftreten, im Stillen zu benennen (z. B. „Momentan spüre ich noch nicht viel – hauptsächlich, wie mein rechter Ärmel meine Haut berührt ..."). Da man keine zwei Gedanken gleichzeitig denken kann, ist mit solchen inneren Selbstgesprächen sichergestellt, dass die gedankliche Aufmerksamkeit auf die Entspannung und nicht auf andere störende Gedanken gerichtet ist.

Stört Sie der Schmerz bei der Durchführung der PR, so wenden Sie die **Technik 05 „Wechsel der Schmerzempfindungsebene"** aus **Kapitel 4** an. Vielleicht ist es auch besser, sich einen Übungszeitpunkt zu wählen, an dem die Schmerzen weniger stark sind. Sie können die Progressive Relaxation nach Jacobson in der Langform auch auf mehrere Kurzübungen aufteilen, um so die Übungszeit zu verkürzen, wenn der Schmerz die Konzentration über längere Zeit beeinträchtigt. Oder Sie wechseln gleich zur Kurzfassung der Progressiven Entspannung (**Technik 10**).

Falls sich Körperempfindungen wie Juck-, Nies- und Hustenreize einstellen, dann geben Sie diesen Reizen zuerst nach und wenden anschließend Ihre Aufmerksamkeit wieder der Entspannungsübung zu.

Entspannungszeichen:
An einem oder mehreren der folgenden Zeichen können Sie erkennen, dass Ihr Körper beginnt, sich zu entspannen: Wärme, Schwere, Leichtigkeit, Kribbeln, Prickeln, Strömen, Ziehen, Pulsieren, Gefühl der Gefühllosigkeit, Gefühl des Sichausdehnens von Körperteilen, Gurgeln des Bauches (unter Entspannung wird die Verdauungstätigkeit angeregt), vermehrte Speichelbildung usw. Die deutlichsten Entspannungszeichen machen sich häufig zuerst in den Händen bemerkbar.

Möglicherweise spüren Sie die Entspannung weniger an körperlichen als vielmehr an psychischen Veränderungen, wenn beispielsweise ein Zustand der Ruhe und Gelassenheit eintritt.

Wichtiger Hinweis:
Es dürfen keine (verstärkten) Schmerzen oder Verkrampfungen beim Anspannen der Muskulatur entstehen. Gegebenenfalls ist die Stärke der Anspannung auf ein Minimum zu reduzieren. Falls das nicht ausreicht, sollten Sie die betreffende Muskelgruppe ganz auslassen und sich die An- und Entspannung nur im Geiste vorstellen. Eine Entspannung ist auch auf diese Weise möglich.
Falls Sie viele oder gar alle Muskeln nicht einmal leicht anspannen können, ohne verstärkte Schmerzen hervorzurufen, empfiehlt sich der Einsatz der **„Passiven Progressiven Entspannung“** (siehe **Technik 15**).

Kurzzusammenfassung der Durchführung:

I. Leichte Anspannung der ersten Muskelgruppe (siehe unten) für ca. 5 Sekunden. Es dürfen keine verstärkten Schmerzen entstehen. Atmen Sie ruhig weiter. Spüren Sie, wie die angespannte Muskulatur hart und straff wird und sich zusammenzieht. Achten Sie genau auf die Empfindung der Anspannung.

II. Nach ca. fünf Sekunden entspannen Sie die Muskeln langsam wieder. Achten Sie auf den Unterschied zwischen dem Anspannungsempfinden vorher und dem Entspannungsempfinden jetzt. Wichtig ist, dass Sie während der Entspannungsphase des Muskels etwa 20 bis 30 Sekunden ganz aufmerksam auf diese Empfindungen achten, damit die Entspannung tiefer und tiefer werden kann.

III. Jetzt erfolgt die Anspannung der nächsten Muskelgruppe, wie unter I. beschrieben

IV. Wenn Sie die weiter unten beschriebenen Muskelgruppen alle entspannt haben, genießen Sie den bislang erreichten Entspannungszustand noch für einige Minuten. Wenn Sie die Entspannung beenden wollen, atmen Sie tief ein und aus, räkeln und strecken Sie sich, um dann langsam die Augen zu öffnen.
Der Schritt IV wird natürlich weggelassen, wenn Sie die PR als Einschlafhilfe nutzen wollen.

Muskelgruppen der Progressiven Entspannung nach Jacobson in der Langform:

1. rechte Hand zur Faust ballen
2. rechten Ellenbogen anwinkeln und dabei den Bizeps des Oberarmes anspannen
3. linke Hand zur Faust ballen
4. linken Ellenbogen anwinkeln und dabei den Bizeps des Oberarmes anspannen
5. Stirn in Falten legen
6. Augen zusammenkneifen
7. Nase rümpfen
8. Lippen spitzen und zusammenpressen
9. Zähne leicht zusammenbeißen
10. Kopf nach rechts drehen und nach unten kippen (das Kinn zur Schulter)
11. Kopf nach links drehen und nach unten kippen (das Kinn zur Schulter)
12. Kopf mit dem Kinn nach unten zur Brust beugen
13. Schulterblätter nach hinten ziehen
14. leicht ins Hohlkreuz gehen
15. Bauchmuskeln anspannen, als wollten Sie einen leichten Schlag abfangen
16. rechte Gesäßhälfte und rechten Oberschenkel gemeinsam anspannen
17. rechte Wade anspannen, indem Sie den rechten Fuß bei aufliegender Ferse nach oben ziehen, in Richtung Gesicht
18. Zehen des rechten Fußes krümmen
19. linke Gesäßhälfte und linken Oberschenkel gemeinsam anspannen
20. linke Wade anspannen, indem Sie den linken Fuß nach oben ziehen, in Richtung Gesicht
21. Zehen des linken Fußes krümmen

Tipp: Führen Sie alle Einzelübungen vorab als „Trockenübung" durch, bis sie Ihnen geläufig sind.

Technik 10 Progressive Entspannung nach Jacobson (Kurzform)

Wenn Sie anfangen, die Progressive Entspannung (auch Progressive Relaxation – PR – genannt) zu üben, sollten Sie zunächst mit der Langform beginnen (siehe **Technik 09**), weil es leichter ist, die Aufmerksamkeit auf die An- und Entspannung einzelner Muskeln zu lenken als auf mehrere Muskelgruppen gleichzeitig wie bei der PR-Kurzform.

Nach zwei- bis vierwöchiger Übung mit der Langform können Sie, wenn Sie wollen, auf die Kurzform umsteigen. Diese ist auf vier Muskelgruppen und eine Durchführungszeit von etwa 10 Minuten verkürzt. Damit kann die PR noch besser in den Alltag integriert werden, da sie, rein zeitlich gesehen, häufiger am Tag durchgeführt werden kann. Die **Durchführungshinweise** und die **Kurzzusammenfassung der Durchführung**, wie unter **Technik 09** beschrieben, gelten bis auf die Angabe zur Durchführungszeit (ca. 10 Minuten statt ca. 25 Minuten) auch für die Kurzform.

Noch ein Hinweis: Wenn Sie von der Langform zur Kurzform überwechseln, kann es sein, dass das bislang erreichte Entspannungsgefühl zunächst schwächer wird. Das gibt sich in der Regel, wenn Sie sich an die Kurzform gewöhnt haben.

Muskelgruppen der Progressiven Entspannung nach Jacobson in der Kurzform:

1. gleichzeitig: beide Arme mit geballten Fäusten anwinkeln
2. gleichzeitig: Stirn in Falten legen, Augen zusammenkneifen, Nase rümpfen, Lippen spitzen und zusammenpressen, Zähne leicht zusammenbeißen sowie den Kopf einziehen (einen „dicken Hals" machen)
3. gleichzeitig: Schulterblätter nach hinten ziehen, leicht ins Hohlkreuz gehen und die Bauchmuskeln anspannen, so als wollten Sie einen leichten Schlag abfangen
4. gleichzeitig: Gesäßmuskulatur und beide Oberschenkel anspannen, beide Waden anspannen, indem Sie beide Füße bei aufliegender Ferse nach oben ziehen (in Richtung Gesicht) und die Zehen krümmen.

Wenn Sie die Übung der Progressiven Entspannung, egal ob in der Lang- oder Kurzform, mindestens einmal täglich durchgeführt haben und sich nach sechs bis zwölf Wochen keinerlei positiver Effekt eingestellt hat (siehe „Entspannungszeichen" bei **Technik 09**), ist es sicherlich sinnvoll, mit einem ausgebildeten Entspannungstrainer zu üben oder ein anderes Entspannungsverfahren zu erlernen.

Technik 11 Entspannung mit dem Signalwort

Wenn Sie bereits ein Entspannungsverfahren beherrschen, können Sie es mit einem Signalwort kombinieren. Nach entsprechender Einübungszeit gelangen Sie allein durch das Aussprechen des Signalwortes in einen Entspannungszustand. Dadurch ist eine besonders rasche Entspannung möglich. Dieses Signalwort kann für den Körper zum Signal werden, sich zu entspannen.

Wie das funktionieren soll? – Nun, der Körper ist lernfähig. Niemand kommt auf die Welt und macht Beugebewegungen mit dem rechten Fuß, nur weil er im Auto sitzt und ein rotes Signallicht erblickt. Das ändert sich allerdings recht bald, wenn man den Führerschein gemacht hat. Ohne groß überlegen zu müssen, reagieren wir mit einer Bremsbewegung des rechten Fußes, wenn wir mit dem Auto an eine rote Ampel kommen. Der Körper reagiert auf das Ampelsignal automatisch mit einem Tritt des rechten Fußes auf das Bremspedal – er hat also die Verknüpfung gelernt: „Rote Ampel heißt bremsen."

Genauso kann der Körper lernen, auf ein Signalwort hin mit Entspannung zu reagieren. Er muss also die Verknüpfung lernen: „Signalwort heißt Entspannung."

So, genug Theorie, jetzt kommt die Praxis:

Zunächst brauchen Sie ein passendes Signalwort. Dieses sollte ein Begriff oder auch ein kurzer Satz sein, der für Sie zu einem Gefühl von Ruhe und Entspannung passt. Hier einige Beispiele für Signalworte: *ruhig*, *loslassen*, *angenehm schwer*, *Ich bin entspannt* usw.

Nehmen Sie sich nun etwas Zeit, um Ihr individuelles Signalwort zu finden.

Mein Signalwort für Entspannung lautet:

____

Wenn es Ihnen schwer fällt, ein Signalwort zu finden, sollten Sie sich vergegenwärtigen, wie sich Entspannung bei Ihnen körperlich oder psychisch bemerkbar macht. Geht Entspannung bei Ihnen beispielsweise mit einem Wärmegefühl einher, können Sie das Signalwort „*schön warm*" verwenden.

Haben Sie ein passendes Signalwort gefunden, sollten Sie es nicht mehr austauschen oder verändern, um das Lernen der Verknüpfung „Signalwort – Entspannung" nicht zu verzögern.

Einübungsphase:
Wenn Sie die Progressive Entspannung als Entspannungsverfahren einsetzen, können Sie Ihr Signalwort (innerlich) mitsprechen, während Sie die Muskeln nach einer Anspannungsphase langsam wieder loslassen.

Wenn Sie im Laufe einer (beliebigen) Entspannungsübung spüren, dass Sie sich gut entspannt haben, sprechen Sie Ihr Signalwort bei jedem Ausatmen leise oder in Gedanken mit. Nachdem Sie Ihr Signalwort etwa zwanzigmal beim Ausatmen mitgesprochen haben, machen Sie eine Pause, während derer Sie sich nur noch auf Ihre Entspannung konzentrieren. Danach folgen weitere zwanzig Paarungen des Signalwortes mit dem ruhigen Ausatmen.

Anwendungsphase:
Wenn Sie Ihr Signalwort ca. 5 Wochen lang regelmäßig während der Entspannungsübungen eingesetzt haben, sollten Sie es auch außerhalb der Übung benutzen, z. B. bei Wartezeiten, starker innerer Anspannung oder Stress.

Atmen Sie dazu tief ein und langsam wieder aus. Sprechen Sie beim Ausatmen Ihr Signalwort mit, und achten Sie darauf, dass Ihre Muskeln so gut wie möglich entspannt sind. Wiederholen Sie Ihr Signalwort ein paarmal, bis Sie sich ruhiger und entspannter fühlen.

Abschließende Hinweise:
- Ein inneres Bild, das zu Ihrem Signalwort passt, kann die Entspannungsreaktion noch verbessern. Stellen Sie sich in der Einübungs- und Anwendungsphase zusätzlich zum Signalwort ein schönes und entspannendes Bild vor (z. B. einen Sonnenuntergang).
- Die Anwendung eines Signalwortes kann die Konzentration auf die Entspannungsübung fördern.

Technik 12 Die Ampelübung

Zur kurzfristigen Entspannung in verschiedensten Alltagssituationen dient die so genannte Ampelübung. Sie bezieht ihren Namen aus einer typischen Situation, in der sie angewendet werden kann: Man ist in Eile mit dem

Auto unterwegs. Die Ampel springt auf Rot. Anstatt nun ungeduldig mit dem Gaspedal zu spielen, kann die erzwungene Pause für eine „Ampelübung zur Entspannung" genutzt werden.

Bei der Ampelübung handelt es sich um eine weitere Verkürzung der Progressiven Entspannung nach Jacobson (PR). Es empfiehlt sich, Erfahrungen mit der Lang- oder Kurzform der PR sowie der „Signalwort-Entspannung" zu machen, bevor Sie mit dieser Übung anfangen (siehe **Techniken 09-11**).

Bei der Ampelübung werden nicht mehr einzelne Muskelgruppen angespannt, sondern gleich der ganze Körper. Die vier Einzelübungen der PR-Kurzform (siehe **Technik 10**) werden dabei zu einer Gesamtanspannung zusammengefasst:

> Beide Arme mit geballten Fäusten anwinkeln, Stirn in Falten legen, Augen zusammenkneifen, Nase rümpfen, Lippen spitzen und zusammenpressen, Zähne leicht zusammenbeißen, den Kopf einziehen (einen „dicken Hals" machen), Schulterblätter nach hinten ziehen, leicht ins Hohlkreuz gehen und die Bauchmuskeln anspannen, Gesäßmuskulatur und beide Oberschenkel anspannen, beide Waden anspannen, indem Sie beide Füße nach oben kippen und schließlich noch die Zehen krümmen.

Durchführung:
Halten Sie einen Moment inne. Schließen Sie die Augen. Spannen Sie die oben im Kasten genannten Muskeln leicht (!) an. Atmen Sie ruhig weiter. Nach etwa 5-7 Sekunden lassen Sie alle Muskeln wieder los und sprechen dabei innerlich Ihr Signalwort mit (siehe **Technik 11**). Wandern Sie in den folgenden ein bis zwei Minuten mit Ihrer Aufmerksamkeit durch den Körper und versuchen Sie dabei, alle Muskeln ganz locker zu lassen.

Zur Beendigung der Ampelübung atmen Sie tief ein und aus, dehnen und räkeln sich und öffnen dann die Augen.

Wenn Schmerzen oder Verkrampfungen entstehen sollten, spannen Sie die betroffene Muskelpartie weniger stark an. Wenn das die verstärkten Schmerzen oder Verkrampfungen nicht löst, lassen Sie die entsprechenden Muskeln bei der Anspannung aus.

Wenn Sie von anderen Menschen dabei beobachtet werden, wie Sie die genannten Muskeln gleichzeitig anspannen, so bietet das, vorsichtig ausgedrückt, einen etwas ungewohnten Anblick. Sie können Ihre Mitmenschen natürlich darüber aufklären (am besten im Voraus), dass Sie nicht etwa einen Krampfanfall erleiden, sondern eine Entspannungsübung durchführen. Dies wird aber nicht in jeder öffentlichen Situation möglich oder angebracht sein.

Wenden Sie also die oben genannte Form der Ampelübung nur dann an, wenn Sie allein oder von „eingeweihten Menschen" umgeben sind.

Für alle öffentlichen Situationen kann man die Ampelübung auch abwandeln. Zunächst können Sie die Augen während der Durchführung offen lassen und einen Punkt fixieren (z. B. eine Unregelmäßigkeit des Bodens). Des Weiteren können Sie den Kopf- und Hals-/Nackenbereich einfach auslassen oder nur einzelne Muskeln anspannen, wie z. B. die Kiefermuskeln (Zähne leicht zusammenbeißen), was nach außen hin nicht auffällt. Schließlich können Sie mit den Händen z.B. die Armlehnen fest umfassen und dabei die Arme anspannen, anstatt, wie oben beschrieben, beide Arme anzuwinkeln und die Hände zu Fäusten zu ballen. Die Anspannung der Rumpf- und Beinmuskulatur kann, von außen weitestgehend unbemerkt, wie gewohnt durchgeführt werden.

Technik 13 Entspannung durch Vergegenwärtigung

Bei dieser Entspannungstechnik findet keine Anspannung der Muskeln mehr statt, im Gegensatz zu den oben beschriebenen Techniken der Progressiven Entspannung nach Jacobson (PR).

Bei der „Entspannung durch Vergegenwärtigung" handelt es sich um eine weitere Verkürzung der PR. Es empfiehlt sich, Erfahrungen mit der Lang- oder Kurzform der PR, der „Signalwort-Entspannung" sowie der „Ampelübung" zu machen, bevor Sie mit dieser Übung anfangen (siehe **Techniken 09-12**).

Durchführung:
Halten Sie kurz inne. Lassen Sie die Augen offen und fixieren Sie einen Punkt (z. B. eine bestimmte Faser der Raufasertapete). Vergegenwärtigen Sie sich den Spannungszustand Ihrer Muskulatur bei nach innen gerichteter Aufmerksamkeit. Lassen Sie diejenigen Muskeln locker, die der willentlichen Entspannung zugänglich und überflüssigerweise angespannt sind (z. B. hochgezogene Schultern, zusammengebissene Zähne oder angespannte Stirn).

Entspannen Sie auch alle anderen Muskeln durch den Einsatz Ihres „Signalwortes" beim Ausatmen (siehe **Technik 11**).

Die Entspannung durch Vergegenwärtigung bietet vielfältige Anwendungsmöglichkeiten. Bei Gesprächen, beim Fernsehen, bei körperlicher Arbeit, vor dem Computer, beim Stehen in einer Warteschlange oder bei anderen alltäglichen Verrichtungen kann sie dazu dienen, den Spannungszustand der Muskulatur zu überprüfen und überflüssige Spannungen zu lösen. Dadurch kann einer Schmerzentstehung oder -verstärkung frühzeitig entgegengewirkt werden.

Tipp: Setzen Sie anfangs Erinnerungshilfen ein, damit Ihnen dieser kurze „Spannungs-Check" schnell in Fleisch und Blut übergeht, d. h., dass Sie ihn automatisch mehrmals täglich durchführen. Platzieren Sie diese an Stellen, die ab und zu in Ihr Blickfeld geraten. Erinnerungshilfen können alle auffälligen Gegenstände sein, die Sie an die Durchführung der Entspannung durch Vergegenwärtigung oder andere Entspannungsübungen erinnern (z. B. rote Klebepunkte, kleine Merkzettel, Steine, Figuren usw.).

Günstig zum Aufstellen oder Anbringen der Erinnerungshilfen sind Orte, an denen Sie sich häufiger verspannen oder Fehlhaltungen einnehmen (z. B. Spiegel, Telefon, Schreibtischlampe, Kalender, Fernseher u. a.).

Achtung: Wenn Sie die Erinnerungshilfen zu häufig sehen, verlieren sie ihre Wirkung.

Technik 14 Variationen der Progressiven Entspannung

Sie brauchen die einzelnen Muskelanspannungs- und Entspannungsübungen nicht stur in der vorgegebenen Reihenfolge zu machen.

Sie können beispielsweise Teile der Langform der Progressiven Entspannung bzw. Relaxation (PR) mit der Kurzform kombinieren (siehe **Techniken 09** und **10**).

Oder Sie führen die Entspannung durch Vergegenwärtigung (siehe **Technik 13**) durch und ergänzen diese um die Übung „Schultern nach hinten zusammenziehen", etwa weil Sie spüren, dass dort die Verspannungen besonders stark sind.

Das Erfinden neuer, bislang nicht genannter Einzelübungen (z. B. An- und Entspannung der Muskeln, welche die Ohren bewegen) ist natürlich auch möglich.

Wenn Sie wollen, können Sie sich also ein maßgeschneidertes und speziell auf Ihre Bedürfnisse zugeschnittenes Entspannungsprogramm zusammenstellen.

Ich möchte Ihnen nun zwei Varianten der PR vorstellen, von denen vor allem diejenigen profitieren dürften, die unter Kopfschmerzen vom Spannungstyp oder Rückenschmerzen leiden. Dabei werden nur schmerzrelevante Muskeln in die Übung einbezogen.

Die Kopfschmerz-Variante wird als HEAD-RAP bezeichnet, wobei HEAD sich auf den englischen Begriff für Kopf bezieht und RAP auf **R**elaxation **A**gainst **P**ain, d. h. Entspannung gegen Schmerzen. Die Rückenschmerz-Variante heißt entsprechend BACK-RAP. BACK ist der englische Begriff für Rücken.

Alles, was bei der Durchführung zu beachten ist, entnehmen Sie bitte den Abschnitten **Durchführungshinweise** und **Kurzzusammenfassung der Durchführung** unter **Technik 09**. Sie können auch die „RAP-Varianten" mit einem „Signalwort" kombinieren (siehe **Technik 11**).

Einzelübungen gegen Kopfschmerzen (HEAD-RAP):

1. Stirn nach oben ziehen (Heben der Augenbrauen)
2. Stirn nach unten ziehen („Zornesfalten")
3. Zusammenkneifen der Augen und gleichzeitiges Rümpfen der Nase
4. Augäpfel mit geschlossenen Lidern nach oben rollen (wie wenn Sie Ihren Haaransatz sehen wollten)
5. Zähne zusammenbeißen und Zunge gegen den Gaumen drücken
6. Mundwinkel nach oben ziehen („grinsen")
7. Mundwinkel nach unten ziehen („schmollen")
8. Mund weit öffnen
9. Lippen spitzen und zusammenpressen
10. Kopf nach rechts drehen und nach unten kippen (das Kinn zur Schulter)
11. Kopf nach links drehen und nach unten kippen (das Kinn zur Schulter)
12. Kopf mit dem Kinn nach unten zur Brust beugen
13. Kopf nach hinten drücken (z. B. gegen die Unterlage bzw. die Stuhllehne oder Wand)

14. Kopf einziehen und einen „dicken Hals" machen
15. Schultern nach oben zu den Ohren ziehen
16. Schulterblätter hinten zusammendrücken
17. Schultern nach vorn drücken

Einzelübungen gegen Rückenschmerzen (BACK-RAP):

1. Kopf nach rechts drehen und nach unten kippen (das Kinn zur Schulter)
2. Kopf nach links drehen und nach unten kippen (das Kinn zur Schulter)
3. Kopf mit dem Kinn nach unten zur Brust beugen
4. Kopf nach hinten drücken (z.B. gegen die Unterlage bzw. die Stuhllehne oder Wand)
5. Kopf einziehen und einen „dicken Hals" machen
6. Schultern nach oben zu den Ohren ziehen
7. Schultern nach vorn oben drücken
8. Schultern nach vorn unten drücken
9. Schultern nach hinten oben ziehen
10. Schultern nach hinten unten ziehen
11. Arme angewinkelt über der Brust kreuzen, sich an der jeweils gegenüberliegenden Schulter festhalten und dabei einen Rundrücken machen.
12. Leicht ins Hohlkreuz gehen
13. Bauchmuskulatur anspannen (so als wollten Sie einen leichten Schlag abfangen)
14. Gesäßmuskulatur anspannen
15. Kopf nach links drehen und die rechte Hand von vorn an die linke Hüfte legen
16. Kopf nach rechts drehen und die linke Hand von vorn an die rechte Hüfte legen
17. „Brücke" bilden: auf den Fersen und Schultern aufliegend das Gesäß anheben (im Liegen) oder ins Hohlkreuz gehen und die Schultern nach hinten ziehen (im Sitzen oder Stehen)

Technik 15 Passive Progressive Entspannung

Die „Passive Progressive Entspannung" ist z.B. für all diejenigen geeignet, bei denen selbst leichteste Anspannungen der Muskulatur schmerzhaft sind.

Alles, was bei der Durchführung zu beachten ist, entnehmen Sie bitte dem Abschnitt **Durchführungshinweise** unter **Technik 09.**

Tipps zum Üben:
Lesen Sie den folgenden Entspannungstext zunächst ein- bis zweimal durch. Versuchen Sie dann einen Teil davon durchzuführen. Wenn Sie nicht mehr weiterwissen, schauen Sie einfach noch mal in den bereitliegenden Text und machen an der Stelle weiter, an der Sie abgebrochen haben. Mit der Zeit können Sie den Ablauf auswendig – es geht ja *nicht* um den wörtlichen, sondern nur den sinngemäßen Ablauf. Sie dürfen den Text auch so lange verändern, bis er ganz genau Ihren Bedürfnissen entspricht.

Vielleicht erleichtert es das Üben, wenn Sie den Text der „Passiven Progressiven Entspannung" zunächst aufnehmen (entweder von Ihnen selbst oder jemand anderem gesprochen) und die Übung unter akustischer Anleitung durchführen.

Durchführung:
Ich mache es mir so bequem wie möglich.

Ich nehme einige tiefe Atemzüge. Ich schließe meine Augen. Wenn ich die Augen offen lassen will, fixiere ich einen Punkt (z. B. ein Astloch an der Holzdecke) oder stelle meinen Blick „auf unendlich". Vielleicht wollen sich die Augenlider erst im Lauf der Übung schließen. Ich gebe diesem Bedürfnis dann zum passenden Zeitpunkt nach.

Ich stelle mir vor, wie alle Anspannung aus dem Körper fließt. Mit jedem Ausatmen ein bisschen mehr.

Falls störende Gedanken auftauchen, versuche ich sie mit jedem Ausatmen vom Inneren meines Kopfes nach außen zu lenken.

Ich drehe meinen Kopf ein paarmal langsam von links nach rechts und spüre, wie die Spannung sich dort etwas löst, in Richtung Nacken abfließt und sich schließlich in den Schultern sammelt. Immer mehr von der Spannung im Kopf und Hals-/Nackenbereich sammelt sich in den Schultern.

Mit einem tiefen Ausatmen lasse ich die Last auf meinen Schultern los, indem ich die Schultern ganz bewusst nach unten fallen lasse, der natürlichen Schwerkraft folgend.

Ich richte nun meine Aufmerksamkeit auf Arme und Hände, denn an ihnen entlang fließt ein Teil der Spannung nach unten. Mit jedem Ausatmen tiefer und tiefer. Die Hände werden schwer und warm von der abfließenden Spannung, die wie durch Kanäle über jeden einzelnen Finger aus mir hinausdrängt.

Eine andere Quelle von Anspannung ist der Rücken. Ich lasse ihn bequem und schwer in die Unterlage sinken. Jeder einzelne Muskelstrang darf sicher sein, dass seine Spannung momentan nicht benötigt wird. Ich spüre, wie ein Teil der Rückenmuskeln bereits beginnt loszulassen, während sich andere mehr Zeit lassen.

Und mit der ruhigen Atmung kann auch der Druck und die Spannung in Brust und Bauch langsam weichen. Brust und Bauch heben und senken sich im Rhythmus meiner Atmung. Ich versuche diese kleine, beruhigende Bewegung eine Weile innerlich zu beobachten. Die Spannung im Rumpf sackt tiefer und tiefer nach unten, in Richtung Gesäß und Oberschenkel.

Von oben nach unten – der natürliche Weg der Anspannung. Er führt über die Beine in die Füße, die ganz schwer und warm werden. Ein gutes Gefühl stellt sich in den Füßen ein, wenn die Spannung aus ihnen entweicht. So wie es sich anfühlt, wenn man nach langem Umherlaufen endlich die Schuhe ausziehen und die Füße ganz bequem hochlegen darf.

Zum Abschluss wandere ich mit meiner Aufmerksamkeit noch einmal durch den ganzen Körper und spüre nach, ob noch irgendwo ein Rest von Anspannung zu finden ist. Wenn ich eine Stelle finde, an der noch ein Spannungsrest festgehalten wird, richte ich meine Aufmerksamkeit darauf und behandle diese Stelle im Geiste so lange z.B. mit Wärme oder Kälte, Kneten oder Massieren, bis ich die Wirkung der mentalen Behandlung wirklich spüre. Dann mache ich eine verdiente Pause, in der ich die bislang erreichte Entspannung genieße. Mit weiteren Stellen von Restspannung im Körper verfahre ich ebenso.

Um wieder ins Hier und Jetzt zurückzukehren, atme ich tief ein und aus mit Betonung auf dem Einatmen, bewege langsam Hände und Füße, räkle und strecke mich, bevor ich die Augen wieder öffne (falls diese geschlossen waren).

Wenn Sie die Passive Progressive Entspannung beherrschen, können Sie diese mit der **Technik 11 „Entspannung mit dem Signalwort“** kombinieren, um die Entspannung zu beschleunigen.

Technik 16 Atementspannung

Es gibt eine Vielzahl unterschiedlicher Atemtechniken. Sie alle haben ein Ziel gemeinsam: Entspannung.

Ich lade Sie ein, zunächst eine kurze Selbstbeobachtung Ihres Atmens durchzuführen und die folgenden Fragen für sich zu beantworten. Sie brauchen dafür eine Uhr mit Sekundenzeiger.

1. Wie viele Atemzüge machen Sie pro Minute (ein Atemzug umfasst einmal Ein- und Ausatmen)?

___

2. Welche Bereiche Ihres Körpers bewegen sich beim Atmen am meisten: Schultern, Brust oder Bauch?

___

3. Was dauert länger: das Einatmen oder das Ausatmen?

___

4. Machen Sie zwischen dem Ausatmen und dem nächsten Einatmen eine Pause?

___

Zu 1: Wenn Sie weniger als 10 Atemzüge in der Minute machen, atmen Sie auf eine entspannte Art und Weise. Eine langsame und tiefe Atmung fördert die Durchblutung verspannter Körperteile und reduziert somit Verspannungen. Wenn Sie zwischen 10 und 16 Atemzügen pro Minute liegen, spricht man von „normaler Atmung". Liegen Sie darüber, also machen Sie mehr als 16 Atemzüge in der Minute, so nennt man das „Hyperventilation" – d. h. Stressatmung.

Zu 2: Bewegt sich beim Atmen hauptsächlich der Bauch, so ist das ein Zeichen für eine tiefe und entspannte Art der Atmung. Diese so genannte Bauch- oder Zwerchfellatmung sorgt dafür, dass die Lunge viel Sauerstoff aufnehmen kann und verbrauchte Luft ordentlich ausgeatmet wird. Beim Einatmen hebt sich die Bauchdecke, beim Ausatmen senkt sie sich wieder. Bewegen sich beim Atmen vor allem Brust oder Schultern, so geht dies häufig mit Verspannungen der oberen Rumpfmuskulatur bzw. des Schulter-/ Nackenbereichs einher. Die Sauerstoffzufuhr ist ebenfalls nicht optimal.

Zu 3: Die entspannte Atmung besteht aus einer etwas längeren Ausatmungsphase und einer etwas kürzeren Einatemphase. Mit einer Verlängerung der Ausatmungsphase beruhigt sich auch der Pulsschlag.

Zu 4: Eine kurze Atempause zwischen der Ausatmung und der nächsten Einatmung ist ebenfalls ein Zeichen für entspanntes Atmen.

Zusammengefasste Merkmale einer entspannten Atmung:
1. verstärkte Bauchatmung
2. weniger als 10 Atemzüge pro Minute
3. verlängerte Ausatmungsphase
4. eine Atempause zwischen Ausatmung und Einatmung

Ich möchte Sie nun zum Ausprobieren einer Atemübung ermuntern, die auf dem Prinzip der Bauch- bzw. Zwerchfellatmung beruht:

Vorbereitung:
- Setzen, legen oder stellen Sie sich möglichst bequem hin.
- Lockern Sie einengende Kleidungsstücke im Bauchbereich.
- Achten Sie darauf, den Bauch nicht einzuziehen – auch wenn das, was Sie sehen, nicht dem gängigen Schönheitsideal entspricht.
- Legen Sie eine Hand auf den Bauch, um zu spüren, wie sich die Bauchdecke hebt, wenn Sie einatmen, und wie sie sich wieder senkt, wenn Sie ausatmen.
- Nehmen Sie sich Zeit. Eine Veränderung der Atmung kann nicht erzwungen werden.

Durchführung:

a) Atmen Sie langsam durch die Nase ein. Zählen Sie bis drei. Die Bauchdecke wölbt sich dabei. Atmen Sie nicht zu viel Luft ein.

b) Lassen Sie das Einatmen langsam ausklingen und zählen dabei wieder bis drei.

c) Dann atmen Sie langsam durch den Mund aus und zählen dabei bis sechs. Die Bauchdecke senkt sich dabei und geht nach innen. Senkt sich die Bauchdecke nur wenig, helfen Sie etwas mit der Hand nach und pressen sie beim Ausatmen etwas nach innen. Lassen Sie sich beim Ausatmen fallen, lassen Sie alles los, was zu viel ist (wie bei einem langen, tiefen Seufzer).

d) Lassen Sie das Ausatmen langsam ausklingen, bis die Lunge ganz leer ist und zählen Sie währenddessen wieder bis sechs (Atempause).

e) Jetzt beginnt ein neuer Atemzug – siehe unter a)

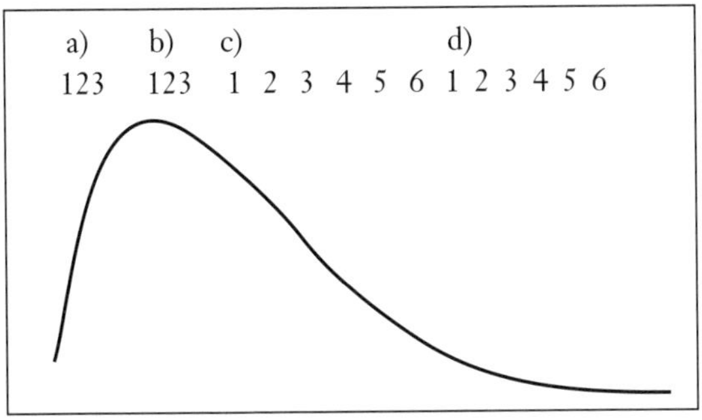

Ein Atemzug

Weitere Durchführungshinweise:

- Die Art der Ein- und Ausatmung bei dieser Atemtechnik ist vergleichbar mit der Flugbahn eines Balles, der weit nach oben in die Luft geworfen wird. Erst fliegt der Ball rasch nach oben (a), verlangsamt dann seinen Flug (b), erreicht schließlich für einen Augenblick einen Punkt der Bewegungslosigkeit, bevor er wieder nach unten fällt (c). Dann tritt eine kurze Pause ein (d), in der man den Ball wieder aufhebt, um ihn erneut nach oben zu werfen (e).
- Achten Sie darauf, dass Sie nicht zu viel und nicht zu wenig Luft bekommen. Stellt sich ein Schwindelgefühl ein, atmen Sie wahrscheinlich zu schnell. Sobald Sie sich unwohl fühlen, hören Sie einfach mit der Übung auf und atmen in Ihrem gewohnten Rhythmus weiter.
- Zählen Sie innerlich ohne Unterbrechungen: 1-2-3-1-2-3-1-2-3-4-5-6-1-2-3-4-5-6 und wieder von vorn. Wenn Sie mit dem Zählen nicht klarkommen sollten, verändern Sie die Zählgeschwindigkeit bzw. vermindern oder erhöhen Sie die jeweilige Ziffernfolge (z. B. Atempause: statt bis sechs nur bis vier zählen) oder lassen Sie das Zählen ganz weg. Hauptsache, Sie beachten die oben genannten „zusammengefassten Merkmale einer entspannten Atmung".
- Stellen Sie sich vor, wie mit jedem Ausatmen die Spannung aus Ihrem Körper fließt und ein wenig von Ihrem Schmerz mitnimmt.
- Im Stehen oder Liegen ist die Bauchatmung manchmal leichter als im Sitzen. Allerdings entsteht automatisch eine Bauchatmung, wenn man sich im Sitzen nach vorne beugt.

- Wenn Sie die Bauchatmung ca. dreimal täglich für nur fünf Minuten trainieren, sollte sich in drei bis fünf Wochen eine spürbare „Ganzkörper-Entspannung" beim entspannten Atmen einstellen.
- Die Atementspannung lässt sich übrigens gut mit der **Signalwort-Entspannung (Technik 11)** verbinden.

Kapitel 6
Schmerzveränderung durch Selbsthypnose

Es ist sehr eindrucksvoll zu erleben, wie man selbst hartnäckige Schmerzen mit Selbsthypnose kontrollieren kann.

Wer kein Entspannungsverfahren beherrscht, wird allerdings Schwierigkeiten haben, von den hier vorgeschlagenen Selbsthypnose-Übungen zu profitieren. In diesem Fall lautet mein Ratschlag: Blättern Sie zurück zu **Kapitel 5,** um eine Entspannungstechnik zu erlernen. Mit Ihrer Entspannungsfähigkeit im Gepäck können Sie dann hier voll durchstarten.

Hypnose – dieser Begriff löst oft unterschiedlichste Reaktionen aus. Sie reichen von Geringschätzigkeit und Ungläubigkeit über Staunen und Ehrfurcht bis hin zu Unbehagen und Angst.

Ich weiß natürlich nicht, welche Einstellung bzw. Vorerfahrung Sie mitbringen. Deshalb möchte ich Ihnen zunächst die Möglichkeiten und Grenzen von Hypnose in der Schmerzbehandlung darlegen:

Zuerst versetzt man sich in „Trance", d. h. in eine tiefe Entspannung. Dann werden „Imaginationen" (= innere Vorstellungsbilder) und Suggestionen (= innere Anweisungen) verwendet, um sich vom Schmerz abzulenken oder die Schmerzempfindung zu verändern und auszublenden.

Die Wirksamkeit von Hypnose bei der Schmerzbehandlung ist wissenschaftlich belegt und einer „Placebobehandlung" (= Scheinbehandlung) eindeutig überlegen. Etwa 10% aller Menschen können Schätzungen zufolge keinen hypnotischen Zustand erreichen. Ich wünsche Ihnen, dass Sie zu den restlichen 90% gehören.

Obwohl man unter Hypnose sogar schmerzfrei werden kann, handelt es sich leider nicht um anhaltende Effekte, d.h., die Schmerzen werden nach der Hypnose-Übung wieder zunehmen. Um eine zufrieden stellende Schmerzlinderung über längere Zeit zu erzielen, ist es daher notwendig, zwischendurch immer mal wieder eine kurze Selbsthypnose-Übung durchzuführen, um sich eine Schmerzpause zu verschaffen. Die Wirkung einer Selbsthypnose-Übung ähnelt dabei der eines Schmerzmedikaments, dessen Wirkung mit der Zeit auch nachlässt. Um die schmerzstillende Wirkung wieder aufzufrischen, kann man dann erneut zum Schmerzmedikament greifen oder eben eine kurze Selbsthypnose-Übung durchführen, die den Vorteil hat, keine unerwünschten Nebenwirkungen zu haben. Mit so genannten posthypnotischen Suggestionen kann man die Schmerzlinderung und andere positive Effekte über die Zeit der Hypnose-Übung hinaus ausdehnen. Bei etwa 10-30% aller Menschen gelingt das.

Durchführungshinweise:

Sie brauchen nicht zu befürchten, in Selbsthypnose die Kontrolle über sich zu verlieren. Wenn Sie möchten oder die äußeren Umstände es erfordern, können Sie den Trancezustand jederzeit schnell beenden. Dies gilt auch für die weiter unten beschriebenen posthypnotischen Suggestionen.

Je lebendiger Ihre Vorstellungen während der Selbsthypnose sind, desto besser. Vorstellungen werden dadurch lebendiger, dass Sie die Sinne Sehen, Hören, Spüren, Riechen und Schmecken auch für Ihre selbsthypnotischen Vorstellungen nutzen.

Übungshäufigkeit und -dauer:

Auch wenn bei einigen Menschen die Schmerzen schon bei der ersten Selbsthypnose-Übung nachlassen, stellt sich bei den meisten der Erfolg erst nach etlichen Übungsdurchgängen ein. Wichtig ist die Regelmäßigkeit der Übungen. Veranschlagen Sie acht bis zwölf Wochen bei einer Übungshäufigkeit von ein- bis dreimal täglich. Während anfangs 20 bis 30 Minuten pro Übung eingeplant werden sollten, wird es später möglich sein, die Durchführungszeit auf etwa 5 bis 10 Minuten zu begrenzen.

Übungsort und -zeitpunkt:

Wählen Sie einen ungestörten Ort und nehmen dort eine bequeme Haltung ein. Erfahrungsgemäß machen Sie schneller Übungsfortschritte, wenn Sie immer den gleichen Übungsort aufsuchen (z. B. ein bestimmter Sessel in einem ruhigen Zimmer). Führen Sie die Übungen möglichst immer zum gleichen Zeitpunkt durch, z. B. nach dem Aufwachen, in der Mittagspause oder vor dem Schlafengehen. Am Anfang ist vielleicht ein selbst aufgenommener Tonträger hilfreich. Sprechen Sie dazu die Inhalte einer kompletten Selbsthypnose-Übung (s. u.) in der Ich-Form auf den Tonträger. Auch ein anderer Sprecher mit einer angenehmen Stimme kann diese Aufnahme für

Sie machen. Passen Sie die Texte der **Techniken 17-24** ruhig Ihren Bedürfnissen an und verändern Sie sie entsprechend. Es ist günstig, langsam, monoton und mit kleinen Pausen zwischen den Sätzen zu sprechen. Das Zeichen „[...]" in den folgenden Selbsthypnose-Texten stellt jeweils einen Vorschlag dar, wo eine Sprechpause nützlich sein könnte. Wenn Sie die Übungen ohne Tonträger durchführen möchten, lesen Sie sich eine der **Techniken 17-24** zunächst einige Male durch, bis Sie den Inhalt sinngemäß (nicht wörtlich) auswendig gelernt haben, um ihn in Trance anwenden zu können.

Durchführung:

Eine Selbsthypnose-Übung besteht aus folgenden Teilen:

1. in eine tiefe Entspannung (Trance) gehen
2. an den Schmerzen arbeiten
3. sich eine posthypnotische Suggestion mit auf den Weg geben
4. die HypnoseÜbung beenden

Ich werde zunächst auf die Punkte 1., 3. und 4. eingehen, um Sie mit den wichtigsten „Werkzeugen" auszurüsten, die Sie für eine Selbsthypnose-Übung brauchen.

Eine der **Techniken 17-24** können Sie dann an 2. Stelle (s. o. „an den Schmerzen arbeiten") in Ihre Selbsthypnose einbauen.

Schritt 1:
In eine tiefe Entspannung (Trance) gehen

Wenden Sie ein **Entspannungsverfahren** an, das Sie beherrschen. Das kann eine der Techniken aus dem vorangegangenen Kapitel sein (z. B. die Progressive Entspannung nach Jacobson) oder eine andere Technik, mit der Sie sich persönlich gut entspannen können (z. B. autogenes Training, beruhigende Musik usw.).

Vertiefen Sie die Entspannung durch eine der folgenden **Vertiefungstechniken**, die Sie gleich im Anschluss an Ihr Entspannungsverfahren einsetzen:

- Stellen Sie sich vor, wie Sie langsam eine lange Treppe hinuntersteigen. Wenn Sie nach einer Weile unten angekommen sind, befinden Sie sich in einem sicheren Raum, in dem Sie sich wohl fühlen. Oder die Treppe führt ins Freie, an einen schönen, ruhigen Ort. Ob Sie bei dieser Vorstellung auf eine Erinnerung oder Ihre Phantasie zurückgreifen, bleibt Ihnen überlassen.

- Ort der Ruhe und Entspannung: Begeben Sie sich an einen Ort aus der Erinnerung oder Ihrer Phantasie, an dem Sie sich sicher, geborgen und rundherum wohl fühlen. Unternehmen Sie eine innere Reise an einen Ort, an dem Sie „Energie tanken" können. Setzen Sie all Ihre Sinne ein, um Ihren Ort so realitätsnah wie möglich zu erleben (Was sieht Ihr inneres Auge? Was hört Ihr inneres Ohr? Was riecht Ihre innere Nase? usw.)
- Konzentrieren Sie sich auf einen ruhigen Atem. Zählen Sie mit, wie oft Sie ausatmen. Wenn Sie bei der Zahl 10 angekommen sind, dürften Sie schon etwas tiefer entspannt sein. Andernfalls beginnen Sie von vorn.
- Versuchen Sie wahrzunehmen, wo Ihr Körper die Unterlage berührt (z.B. an der Rückenlehne und der Sitzfläche eines Sessels). Stellen Sie fest, welcher Bereich der Körperoberfläche aufliegt und welcher Bereich von Luft umgeben ist. Spüren Sie die Temperaturunterschiede der aufliegenden und der nicht aufliegenden Körperbereiche. Vielleicht spüren Sie auch Unterschiede zwischen den Bereichen, die von Kleidung bedeckt, und den Körperstellen, die unbekleidet sind.

Sie können verschiedene Entspannungs- und Vertiefungstechniken miteinander verknüpfen oder auch neue erfinden.

Im **Kapitel 5** wird beschrieben, wie Sie mit Problemen und Störungen beim Erreichen einer tiefen Entspannung umgehen können.

Schritt 2:
Wenn Sie sich in einem Trancezustand befinden: hier eine der Techniken 17-24 einfügen.

Schritt 3:
Sich eine posthypnotische Suggestion mit auf den Weg geben

Anmerkung: Posthypnotische Suggestionen bereichern die Möglichkeiten von Selbsthypnose. Sie können eine schmerzbezogene Selbsthypnose aber auch ohne diesen dritten Schritt durchführen.

Eine posthypnotische Suggestion soll bewirken, dass die positiven Effekte der Selbsthypnose auch nach einer Hypnose-Übung weiterwirken.

Eine posthypnotische Suggestion besteht aus einem im Stillen gesprochenen bzw. gedachten Satz, der mindestens einen posthypnotischen Auslöser und eine posthypnotische Reaktion enthält. Dabei soll der posthypnotische Auslöser automatisch die posthypnotische Reaktion hervorrufen.

Diesen Satz kann man am besten in Form einer „wenn-dann“-Verknüpfung aufbauen. An einem Beispiel wird das gleich verständlicher.

„Immer ***wenn*** *ich in Zukunft wegen meiner Schmerzen innerlich unruhig werde* (Unruhe = posthypnotischer Auslöser 1) *oder mich beim Grübeln über die Schmerzen ertappe* (Grübeln = posthypnotischer Auslöser 2), ***dann*** *werde ich mich an meine Selbsthypnose-Übungen erinnern* (Erinnerung = posthypnotische Reaktion 1) *und mich entscheiden, ob ich eine Selbsthypnose-Übung durchführen will* (Entscheidung = posthypnotische Reaktion 2).

In diesem Beispiel enthält die posthypnotische Suggestion zwei posthypnotische Auslöser und zwei posthypnotische Reaktionen. Die **posthypnotischen Auslöser** waren hier eine Unruhe-Empfindung und negative Gedanken (Grübeln). Sie können natürlich auch bestimmte Verhaltensweisen (z. B. *„Immer wenn ich meine schmerzende Stelle reibe, ...“*) oder das Sehen bestimmter Gegenstände (z. B. *„Immer wenn ich meine Packung mit Schmerzmitteln sehe, ...“*) als posthypnotische Auslöser verwenden.

Es ist günstig, wenn Sie mehrere posthypnotische Auslöser in einer posthypnotischen Suggestion verwenden. Zu viele sollten es aber auch nicht sein – schließlich müssen Sie sich die posthypnotischen Auslöser auch merken.

Die posthypnotischen Auslöser sollten in einem sinnvollen bzw. realistischen Zusammenhang mit den posthypnotischen Reaktionen stehen. Unrealistisch wäre beispielsweise die posthypnotische Suggestion: *„Immer wenn ich Schmerzen habe* (Schmerz = posthypnotischer Auslöser), *verschwinden sie wie von selbst* (Verschwinden der Schmerzen = posthypnotische Reaktion).“

Als **posthypnotische Reaktionen** eigenen sich körperliche Empfindungen und Zustände, Gefühle, Gedanken sowie Verhaltensweisen, die Sie durch Selbsthypnose herbeiführen oder verändern wollen (z. B. eine ruhige Atmung, kribbelnde Wärme statt glühendem Schmerz, Gelassenheit, sich an etwas erinnern oder sich entscheiden können, das Durchführen einer Entspannungsübung usw.).

Nehmen Sie sich Zeit, Ihre individuellen posthypnotischen Suggestionen auszuformulieren.

Bis eine posthypnotische Suggestion wirksam werden kann, sollten Sie sie 2-5 Wochen in Ihren Selbsthypnose-Übungen eingesetzt haben.

Schritt 4:
Die Hypnose-Übung beenden

Es ist wichtig, die Selbsthypnose sorgfältig zu beenden, um eine klare Trennlinie zwischen hypnotischem Bewusstsein und Alltagsbewusstsein zu ziehen und um Kreislauf und Muskulatur wieder in Schwung zu bringen.

Sie können Ihre Übung auf verschiedene Arten zum Abschluss bringen. Ein Grundprinzip ist die allmähliche Umorientierung von der „Innenwelt" auf die „Außenwelt".

Der folgende Vorschlag zur Beendigung Ihrer Hypnose-Sitzung hat sich unter der Kurzformel „Arme fest, Atem tief und Augen auf" im autogenen Training bereits bestens bewährt. Ballen Sie also beide Hände zu Fäusten, räkeln und strecken Sie sich, atmen Sie tief ein und aus mit Betonung auf dem Einatmen, und öffnen Sie dann schließlich die Augen.

Bevor Sie Ihre Selbsthypnose auf diese Weise beenden, können Sie sich mit Hilfe folgender Techniken wieder langsam auf die Außenwelt einstimmen:

- Wenn Sie eine Treppe hinuntergegangen sind, um eine Vertiefung der Entspannung zu erreichen, steigen Sie die Stufen im Geiste wieder hinauf.
- Wenn Sie beim Ausatmen von 1 bis 10 gezählt haben, um in Trance zu kommen, zählen Sie beim Einatmen von 10 bis 1 zurück.
- Spüren Sie Ihren Körper wieder deutlich, wie er im Sessel sitzt oder auf der Unterlage liegt und wie sich die Bauchdecke mit jedem Atemzug hebt und senkt.
- Stellen Sie sich noch mit geschlossenen Augen vor, wo Sie sich befinden und an welchen Ort Sie gleich zurückkehren werden.
- Achten Sie wieder vermehrt auf Geräusche, die an Ihr Ohr dringen.

Technik 17 Die Schmerzgestalt

„*Mein Schmerz fühlt sich an wie ein Messer, das im Rücken steckt.*" Mit dieser Schmerzbeschreibung eines Patienten möchte ich verdeutlichen, was unter einer „Schmerzgestalt" zu verstehen ist. Es handelt sich um eine innere Abbildung des Schmerzes in unserem Gehirn; einen bildhaften Vergleich der Schmerzempfindung mit einem realen Objekt aus unserer Alltagserfahrung (im obigen Beispiel ein Messer) oder mit einem Objekt aus unserer Phantasie (Beispiel: „*Mein Schmerz fühlt sich an wie ein lebendiger, ständig seine Form und Farbe wechselnder Stein*").

Jeder empfindet seinen Schmerz anders. Deshalb entwickelt jeder auch seine ganz eigene Vorstellung vom Schmerz – seine eigene Schmerzgestalt.

Lassen Sie sich im Teil A der nun folgenden Selbsthypnose-Übung überraschen, welches innere Abbild Ihres Schmerzes sich in Ihrer Vorstellung entwickeln wird.

Im Teil B der Übung wird es darum gehen, die bisherige unangenehme Schmerzgestalt in eine weniger Leiden verursachende Schmerzgestalt zu verwandeln. Ob es sich um eine nützliche Veränderung handelt, erkennen Sie daran, dass die Schmerzempfindung erträglicher wird. Im oben genannten Beispiel hat der Patient in Trance die Schmerzgestalt „Messer im Rükken" verändert, indem er sich vorgestellt hat, das Messer werde durch den vielen Gebrauch immer stumpfer. Diese Veränderung der Schmerzgestalt bewirkte auch eine Veränderung seines Schmerzempfindens: Er nahm den Schmerz als weniger stechend und damit als wesentlich erträglicher wahr.

Welche überraschenden Veränderungen werden Sie erleben?

Wählen Sie zunächst einen Schmerzbereich aus, den Sie mit Selbsthypnose behandeln wollen. Gerade wenn Sie an mehreren Stellen im Körper Schmerzen haben oder an einem Ganzkörperschmerz leiden, ist es sinnvoll, von vornherein einen begrenzten Bereich auszuwählen (z.B. einen Arm oder den Bauch), weil dann die Konzentration leichter fällt. Später können Sie dann die ausgelassenen Schmerzstellen gesondert in die hypnotische Behandlung mit einbeziehen.

Führen Sie die Selbsthypnose-Technik „Schmerzgestalt" durch, nachdem Sie in Trance gegangen sind (siehe oben unter **Durchführung, Schritt 1**).

Teil A Die Schmerzgestalt kennen lernen

Ich konzentriere mich ohne innere Anteilnahme auf den ausgewählten Schmerzbereich und untersuche ihn gründlich, so wie ein Wissenschaftler sein Untersuchungsobjekt durch das Mikroskop betrachtet: interessiert und sachlich beschreibend. An Gefühlen lasse ich momentan nur eine leise Aufregung und Neugierde auf das zu, was nun geschehen wird […].

Zuerst konzentriere ich mich auf die Größe und Ausdehnung des Schmerzes. Ich nehme seine Grenzen wahr. Sind es deutliche Grenzen, die den schmerzenden vom nicht schmerzenden Bereich trennen? […] Oder gehen der schmerzende und der nicht schmerzende Bereich fließend ineinander über? […] Oder muss ich selbst eine Grenze ziehen, da hinter dieser Schmerzgrenze andere Schmerzen liegen, die ich aber momentan ausklammern will […]?

Ich versuche nun zu erfassen, ob der Schmerz innerhalb seiner Grenzen mehr an der Oberfläche oder eher in der Tiefe spürbar ist […].

Welche Form hat der Schmerz? Vielleicht taucht ein Bild vor meinem inneren Auge auf […].

Jetzt schaue ich mir die Oberfläche der Schmerzform oder Schmerzgestalt genauer an. Ist sie hart oder weich, eher spitz oder stumpf, gleichmäßig oder unregelmäßig [...]?

Bewegt sich die Schmerzgestalt, oder bleibt sie unbewegt an Ort und Stelle [...]?

Nun betrachte ich die Farbe der Schmerzgestalt genauer. Ist sie überall gleich [...]?

Macht die Schmerzgestalt irgendwelche Geräusche oder höre ich vor meinem inneren Ohr ein Geräusch, das gut zu ihr passen würde [...]?

Nachdem ich mir ein Bild von meinem Schmerz gemacht und auch genau hingehört habe, konzentriere ich mich nun auf die Temperatur meiner Schmerzgestalt [...].

Es kann sein, dass auch ein bestimmter Geruch oder Geschmack mit ihr verbunden ist [...].

Verändert sich die Schmerzgestalt mit der Zeit [...]?

Ich nehme mir jetzt etwas Zeit, um meine Schmerzgestalt in ihrer Gesamtheit wahrzunehmen [...]. Fällt mir spontan ein passender Name oder Begriff für sie ein [...]? Da ich meine Schmerzgestalt nun kennen gelernt habe, entscheide ich mich jetzt, ob ich mir die Zeit nehme, sie gleich zu verändern, oder ob ich die Veränderungsarbeit auf später verschiebe und nun die Übung beende [...].

An dieser Stelle können Sie nun die Übung beenden, wie unter **Durchführung, Schritt 4** (s.o.) beschrieben.

Teil B Die Schmerzgestalt verändern

Ich bin weiterhin tief entspannt oder erneut in Trance gegangen, um meine Schmerzgestalt zu verändern. Ich lasse mir in meiner Vorstellung durch Menschen oder Phantasiegeschöpfe bei den Veränderungen helfen, wenn dies notwendig wird [...]. Wie jeder Handwerker seine Werkzeuge braucht, stelle ich mir innerlich alle Materialien zur Verfügung, die ich zur Veränderungsarbeit brauche [...].

Ich beginne mit der auffälligsten Eigenschaft.

Form: Ich bringe die Schmerzgestalt in eine angenehmere Form und erinnere mich daran, dass Materialien hart und weich, beweglich und unbeweglich sein können [...].

Größe: Ich verkleinere oder vergrößere sie. Eine kleine Schmerzgestalt kann erträglicher sein als eine große, aber ein großflächiger Schmerz kann auch schwächer sein als ein auf engstem Raum konzentrierter [...].

Ort: Ich verändere ihre Position in meinem Körper. Ich hole beispielsweise meine tief sitzende Schmerzgestalt mehr an die Oberfläche [...].

Oberflächenbeschaffenheit: Ich verändere die Oberfläche von spitz in stumpf, von rau in glatt, von beweglich in unbeweglich oder umgekehrt [...].

Farbe: Ich färbe meine Schmerzgestalt in einem angenehmeren Farbton [...].

Temperatur: Ich regele die Temperatur in einen angenehmeren Bereich hinein [...].

Geruch: Ich verändere oder überdecke den Geruch mit einem angenehmeren, lasse einen Wind aufkommen, der ihn wegweht oder halte mir die Nase zu [...].

Geräusch: Ich kann das Geräusch beruhigen, indem ich es innerlich leiser drehe, oder ich übertöne es mit angenehmer Musik oder Naturgeräuschen, oder ich stelle mich hinter eine schallisolierte Glasscheibe, setze schalldichte Kopfhörer auf [...].

Geschmack: Ich halte mir die Nase zu oder verdünne den Geschmack durch Essen oder Trinken von etwas anderem oder gebe der Schmerzgestalt eine neue, intensive Geschmacksrichtung [...].

Ich achte darauf, ob und wie sich die Eigenschaften der Schmerzgestalt verwandeln. Ich registriere auch kleinste Veränderungen [...].

Ich kann auch versuchen, die Schmerzgestalt aus meinem Körper herauszunehmen, vor mir abzulegen, um dann die Veränderungsarbeit fortzusetzen [...].

Ich spüre nach, ob irgendwelche Veränderungen der Schmerzgestalt bewirken, dass sich meine Schmerzempfindung positiv verändert, der Schmerz gelindert oder gar aufgelöst wird [...].

Falls die Veränderung einer Eigenschaft der Schmerzgestalt keine Veränderung meiner Schmerzempfindung bewirkt, kann ich eine andere Veränderung derselben Eigenschaft oder die Veränderung einer neuen Eigenschaft versuchen [...]. Ich kann die Veränderungsarbeit aber auch jederzeit unterbrechen und sie zu einem späteren Zeitpunkt wieder aufnehmen.

Wenn ich diese Übung beende, lasse ich jede Veränderung, die ich an meiner Schmerzgestalt vorgenommen habe, im Geiste los und beobachte, ob und gegebenenfalls wie sich die Schmerzgestalt wieder oder weiter verändert [...]. Wenn ich mit der Schmerzgestalt außerhalb meines Körpers gearbeitet habe, bringe ich sie wieder an ihren angestammten Platz in meinem Körper zurück. Bringe ich sie nicht zurück, wird sie es wahrscheinlich selbst tun, was meist schmerzhafter ist [...].

Zum Abschluss erinnere ich mich noch einmal daran, welche Veränderungen der Schmerzgestalt mir gut getan haben.

An dieser Stelle können Sie nun posthypnotische Suggestionen einfügen (siehe **Durchführung, Schritt 3**) oder die Übung gleich beenden, wie unter **Schritt 4** (s. o.) beschrieben.

Hier noch ein paar Tipps und Anregungen:

- Wenn Sie **Teil B** wiederholen, müssen Sie nicht mit der Veränderung der auffälligsten Eigenschaft beginnen, sondern können mit der Arbeit an einer Eigenschaft der Schmerzgestalt starten, die Sie noch nicht angegangen sind.
- Man kann keine Veränderung der Schmerzgestalt erzwingen. Wenn sich eine bestimmte Eigenschaft nicht in der von Ihnen gewünschten Art und Weise verändern lässt, akzeptieren Sie es und probieren Sie etwas anderes.
- Es kann sein, dass sich die Schmerzgestalt von Übung zu Übung verändert. Arbeiten Sie jeweils mit der aktuellen Version der Schmerzgestalt.
- Geben Sie Ihrer Schmerzgestalt einen passenden Namen oder eine passende Bezeichnung.
- Vorschlag für eine passende posthypnotische Suggestion: „*Jedes Mal wenn ich mich zukünftig mit meiner Schmerzgestalt befasse* (posthypnotischer Auslöser), *wird es mir immer leichter fallen, Veränderungen an der Schmerzgestalt zu bewirken* (posthypnotische Reaktion 1), *die sich positiv auf meine Schmerzempfindung auswirken* (posthypnotische Reaktion 2)."

Technik 18 Der innere Thermostat

Bei vielen Schmerzen hilft eine Wärme- oder Kältebehandlung. Auch die Außentemperatur kann Schmerzen lindern oder verstärken.

Eine mangelhafte Durchblutung der Arme und Beine macht sich oft als Kältegefühl in Händen und Füßen bemerkbar und kann Schmerzen hervorrufen oder verstärken.

Was hat das mit der folgenden Selbsthypnose-Übung zu tun?

Wäre es nicht prima, wenn Sie Ihre Schmerzen unabhängig von Eisbeuteln, Heizkissen, kalten bzw. warmen Wasseranwendungen oder Witterungseinflüssen mit einer körpereigenen Heizung bzw. einem körpereigenen Kühlaggregat behandeln könnten?

Wäre es nicht nützlich, wenn ein innerer Thermostat dafür sorgte, dass sich kalte Hände und Füße wieder aufheizen?

Und nun kommt die gute Nachricht: Das Kälte- und Wärmeempfinden kann durch Selbsthypnose tatsächlich verändert werden. Auch die Durchblutung kann verändert und der Schmerz somit beeinflusst werden. Probieren Sie es aus!

Entscheiden Sie sich zunächst für eine Wärme- oder eine Kältebehandlung. Falls Sie mehrere schmerzende Bereiche haben, für die unterschiedliche Temperaturen günstig sind, wählen Sie für die folgende Übung jeweils nur einen Schmerzbereich aus. Eventuell ist es günstig, zunächst eine Wärme- oder Kälteempfindung in einem schmerzfreien Körperbereich zu erzeugen und diese erst in einem zweiten Schritt zum schmerzenden Bereich zu verschieben.

Führen Sie die Selbsthypnose-Technik „Der innere Thermostat" durch, nachdem Sie in Trance gegangen sind (siehe oben unter **Durchführung, Schritt 1**).

Teil A Wärmebehandlung

Ich erinnere mich an eine Situation oder stelle mir irgendeine vor, in der mein Körper erwärmt wird. Ich lasse mir Zeit, eine geeignete Situation zu finden, z.B. Sonne, warmer Sand, Sauna, Rotlicht, Heizdecke, Thermal- oder Wannenbad, Lagerfeuer, Kachelofen, Sport, scharfes Essen, heißes Getränk in einer die Hände wärmenden Tasse usw. […].

Ich habe mich für eine Vorstellung entschieden. Und während ein Teil meines Körpers bereits beginnt, auf die Wärme zu reagieren, braucht der andere Teil noch eine Weile, um sich auf die Wärme einzulassen […].

Ich schaue mich um. Es scheint alles bestens zu sein. Was ich sehe vermittelt den Anschein, dass offensichtlich alles am richtigen Ort ist, um es mir zu erleichtern, mich aufzuwärmen […].

Und ich fühle, wie meine Haut die Wärme in sich aufnimmt […], um sie dann tiefer und tiefer im Körper zu binden […].

Alles, was ich höre, während mir warm wird, jeder Klang und jeder Ton fügt sich ein in ein Erleben dieser Situation mit all meinen Sinnen […]. Und so wie meine Sinne sich öffnen, um alles, was nach meinem Geschmack ist, in mich aufzunehmen, so öffnen und weiten sich auch meine Adern, um die Durchblutung zu erhöhen, damit sich die Wärme ausbreiten und all das wegtransportiert werden kann, was die Wärme noch daran hindern könnte, mei-

nen Körper angenehm zu temperieren […].
Es ist klar, dass es leicht fällt, solche Empfindungen noch eine Weile zu genießen […].

An dieser Stelle können Sie nun posthypnotische Suggestionen einfügen (siehe **Durchführung, Schritt 3**) oder die Übung gleich beenden, wie unter **Schritt 4** (s. o.) beschrieben.

Eine sinnvolle posthypnotische Suggestion könnte sein: „*Wenn zukünftig meine Schmerzen durch Wärme gelindert werden, achte ich genau auf alle Einzelheiten dieser Situation, um sie in meine nächste Thermostat-Übung einzubauen.*"

Teil B Kältebehandlung
Führen Sie die Selbsthypnose-Technik „Kältebehandlung" durch, nachdem Sie in Trance gegangen sind (siehe oben unter **Durchführung, Schritt 1**).

Ich erinnere mich an eine Situation oder stelle mir irgendeine Situation vor, die meinen Körper abkühlt. Ich lasse mir Zeit, eine geeignete Situation zu finden, z.B. Eis und Schnee, kaltes Wasser, Kühlhaus, kühler Wind, Kältekammer, eisgekühlte Getränke usw. […].
Ich habe mich für eine Vorstellung entschieden. Und während ein Teil meines Körpers bereits beginnt, auf die Kühle zu reagieren, braucht der andere Teil noch eine Weile, um sich auf diese Kuhle einzulassen […].
Ich schaue mich um. Es scheint alles bestens zu sein. Was ich sehe, vermittelt den Anschein, dass offensichtlich alles am richtigen Ort ist, um es mir zu erleichtern, mich abzukühlen – dort wo es mir gut tut […].
Und ich fühle, wie meine Haut die Kälte in sich aufnimmt […], um sie dann tiefer und tiefer in den Körper zu leiten, wo sie ihre wohltuende Wirkung entfalten kann […].
Alles, was ich höre, während es kälter und kälter wird, jeder Klang und jeder Ton fügt sich ein in ein Erleben dieser Situation mit all meinen Sinnen […]. Und so wie meine Sinne alles ausblenden, was nicht nach meinem Geschmack ist, verengen sich auch meine Blutgefäße im Inneren […], während ich außen beobachten kann, wie ich eine Gänsehaut bekomme […]. Ein angenehmes Frösteln zeigt mir, dass mein Körper beginnt, auf die Kälte zu reagieren […]. Und eine typische Reaktion ist die der Gefühllosigkeit in einem abgekühlten Körperbereich, der längst jenseits der Kälte ist […] und geduldig auf

den Augenblick des langsamen Erwachens wartet wie eine Blütenknospe, die unter dem Schnee längst die Vorboten des Frühlings ahnt, um dann, wenn es an der Zeit ist, ihre Gestalt zu verändern und ihre Pracht zu entfalten.
Es ist klar, dass es leicht fällt, solche Betrachtungen und Empfindungen noch eine Weile zu genießen […].

An dieser Stelle können Sie nun posthypnotische Suggestionen einfügen (siehe **Durchführung, Schritt 3**) oder die Übung gleich beenden, wie unter **Schritt 4** (s. o.) beschrieben.

Eine sinnvolle posthypnotische Suggestion könnte sein: „*Wenn zukünftig meine Schmerzen durch Kälte gelindert werden, achte ich genau auf Einzelheiten dieser Situation, um sie in meine nächste Thermostat-Übung einzubauen.*"

Technik 19 Die Handquelle

Wasser ist Leben, so sagt man. Eine Heilquelle kann Wunder wirken, so wird berichtet. Kann eine Heilquelle, die inmitten der Hand entspringt, Ihre Schmerzen lindern und Ihnen wieder mehr Lebensfreude schenken? – Sie finden die Antwort in der nächsten Selbsthypnose-Übung.

Führen Sie die Selbsthypnose-Technik „Die Handquelle" durch, nachdem Sie in Trance gegangen sind (siehe oben unter **Durchführung, Schritt 1**).

Ich richte meine Aufmerksamkeit auf eine Hand. Sie sollte schmerzfrei sein. Wenn beide Hände schmerzen, wähle ich die mit geringerem Schmerz […].
Ich habe mich entschieden und nehme mir Zeit, auf meine Empfindungen in dieser Hand zu achten. Temperaturveränderungen, Spannung, Druck, ein Prickeln, Ziehen, Pulsieren oder Strömen – all das ist möglich. Es ist erstaunlich, welch unterschiedliche Empfindungen spürbar werden, wenn man sich nur lange genug auf die Hand konzentriert […].
Jetzt wähle ich eine angenehme Empfindung aus, die in der Hand entstanden ist […]. Ich konzentriere mich nur noch auf diese eine Empfindung und lasse alle anderen Wahrnehmungen in den Hintergrund treten. Wenn ich nur verstärkt auf sie achte, gebe ich der angenehmen Empfindung in meiner Hand die Gelegenheit, immer deutlicher und stärker zu werden […]. Irgendwie gleicht diese Empfindung einem sich anstauenden Wasser, das bereit ist, aus

der Hand herauszuströmen [...]. Und wenn die Empfindung so deutlich angeschwollen ist, dass es an der Zeit ist, sie loszulassen, spüre ich, wie es aus meiner Hand strömt, wie aus einer Quelle. Und dieses angenehme Empfinden strömt weiter und weiter, wie aus einer Heilquelle inmitten meiner Hand. Es strömt wie Wasser einer bestimmten Färbung aus dieser immerfort sprudelnden Heilquelle. Es ergießt sich über die Hand und strömt weiter und weiter, immer weiter und weiter [...].

Es strömt wie ein Fluss in den Unterarm [...]. Das Strömen wird immer kräftiger und spült alles Unangenehme mit sich fort [...]. Es strömt weiter in den Oberarm [...], die Schultern [...], weiter durch den Körper [...], auch dorthin, wo die Schmerzen sind. Und überall reinigt dieses heilende Strömen und nimmt alle Widerstände mit, schwemmt sie fort [...] mit der Kraft eines Wildbachs nach langem Regen.

Ich registriere ganz genau, welchen Weg das Strömen nimmt [...], wo es auf Widerstände und Hindernisse stößt [...], wie diese nach einer angemessenen Zeit weich gespült oder fortgespült werden [...]. Denn eines ist sicher: Steter Tropfen höhlt den Stein [...].

Wenn ich nun gleich in den Alltag zurückkehre, nehme ich nur die Empfindungen mit, die mir gut tun. Alles andere lasse ich zurück [...].

An dieser Stelle können Sie nun posthypnotische Suggestionen einfügen (siehe **Durchführung, Schritt 3**) oder die Übung gleich beenden, wie unter **Schritt 4** (s. o.) beschrieben.

Eine sinnvolle posthypnotische Suggestion könnte sein: „*Mit jeder Durchführung der Übung ‚Handquelle' wird das Strömen schneller und kräftiger in den schmerzenden Bereich vordringen und den Schmerz leichter und leichter erreichen.*"

Technik 20 Anti-Schmerz-Atmung

Unsere spontane Reaktion auf sich verstärkende oder einschießende Schmerzen ist ein Anhalten des Atems oder auch eine flache, beschleunigte Atmung. Für nur kurz andauernde Schmerzen mag dieses Reaktionsmuster nützlich sein, für lang anhaltende Schmerzen allerdings nicht. Bei Letzteren wirkt das häufige Anhalten des Atems genauso schmerzverstärkend wie die schnelle und flache Atmung.

Eine Atementspannung, wie unter **Technik 16** beschrieben, kann dieser Schmerzverstärkung entgegenwirken. Außerdem ist sie eine hervorragende Möglichkeit, in Trance zu kommen und lässt sich ideal mit der folgenden Übung zur „Anti-Schmerz-Atmung" verbinden.

Die „Anti-Schmerz-Atmung" besteht aus drei Teilen. Sie können die Übung nach jedem Teil beenden oder alle drei Teile hintereinander durchführen – ganz wie Sie wollen.

Führen Sie die Selbsthypnose-Technik „Anti-Schmerz-Atmung" durch, nachdem Sie in Trance gegangen sind (siehe oben unter **Durchführung, Schritt 1**).

Zunächst vergewissere ich mich, dass mein Atem ruhig und gleichmäßig ist […]. Dann habe ich verschiedene Möglichkeiten, wie ich die Schmerzen durch meine Atmung kontrollieren kann.

1. Bei jedem Ausatmen stelle ich mir vor, wie mein Atem direkt zum Schmerz hinfließt. Mein Atem findet seinen Weg zum Schmerz […]. Mit jedem langsamen Ausatmen durchdringt der Atemstrom den Schmerz und besänftigt ihn […], denn der Atem kennt viele Wege, um den Schmerz zu beruhigen: durch Wärme, wie wenn ich in meine kühlen Hände hauche, um sie zu erwärmen […], oder durch Kühle, wie wenn ich einen Löffel mit heißer Suppe durch wohl dosiertes Pusten abkühle […]. Ich lasse den Atem nun ganz ruhig sein Werk beginnen, unterstütze ihn mit meiner Vorstellungskraft und gebe mir etwa zwanzig Atemzüge Zeit dafür […].
Hat sich mein Schmerz schon beruhigt?

2. Atem kann Leben einhauchen – Atem ist pure Energie! Ich versuche, diese Energie zu spüren. Vielleicht kann ich sie auch innerlich sehen, hören oder riechen […]. Ich sammle die Energie, indem ich tief einatme, staue die Energie an, indem ich die Luft für einen Moment anhalte und schicke dann die geballte Energie durch ein kräftiges, geräuschvolles Ausatmen in den Schmerzbereich hinein, was ihn ordentlich aufwirbelt. Danach atme ich wieder ruhig und gleichmäßig weiter und beobachte und spüre innerlich, auf welche Weise der aufgewirbelte Schmerz in jetzt veränderter Form wieder zur Ruhe kommt und wie sich das anfühlt […]. Dann wieder die Energie-Atmung: Tief einatmen, Luft kurz anhalten und den energiereichen Atem zum Schmerz hinlenken. Pause, normal weiteratmen, Schmerzveränderungen registrieren […].

Ich spüre dann schon, wie oft ich diese Art der Atmung wiederholen muss, damit sie mir helfen kann, und ich werde auch darauf achten, wann es mir zu viel wird [...].
Hat sich mein Schmerz schon beruhigt?

3. Ich stelle mir vor, wie ich mit jedem Ausatmen etwas Schmerzsubstanz aus dem schmerzenden Bereich ausatme. Mit jedem Ausatmen entweicht etwas mehr von meinen Schmerzen [...]. Ich kann mir vorstellen, wie das aussieht, was da an Schmerz aus mir rausgeatmet wird. Ist es beispielsweise staubig, flüssig oder gasförmig? Hat es eine Farbe oder einen Geruch [...]? Ich kann sehen oder spüren, wie die Schmerzen mit jedem Ausatmen geringer werden, mit jedem Ausatmen mehr verschwinden [...].

An dieser Stelle können Sie nun posthypnotische Suggestionen einfügen (siehe **Durchführung, Schritt 3**) oder die Übung gleich beenden, wie unter **Schritt 4** (s.o.) beschrieben.

Eine sinnvolle posthypnotische Suggestion könnte sein: „*Immer wenn ich in Zukunft meinen Atem schmerzbedingt anhalte oder flach und schnell atme, werde ich meine Atmung ruhiger und gleichmäßiger werden lassen und mich an die Möglichkeit erinnern, die Anti-Schmerz-Atmung einzusetzen.*"

Technik 21 Die Schmerzverschiebung

Manchmal sitzen die Schmerzen in Körperbereichen, wo sie als besonders unangenehm empfunden werden. Da würde man sich wünschen, dass, wenn man schon Schmerzen haben muss, sie wenigstens an einer anderen Stelle wären.

Wenn Sie ähnliche Gedanken auch schon hatten (oder auch einfach aus Neugierde), können Sie von einer Schmerzverschiebung in Selbsthypnose profitieren.

Legen Sie zunächst fest, auf welche Stelle der Schmerz verschoben werden soll. Zum Einüben eignen sich besonders Stellen, die in der Nähe der bisherigen Schmerzstelle liegen.

Führen Sie die Selbsthypnose-Technik „Die Schmerzverschiebung" durch, nachdem Sie in Trance gegangen sind (siehe oben unter **Durchführung, Schritt 1**).

Ich nehme genau wahr, wo ich meinen Schmerz spüre, welche Fläche er einnimmt und ob seine Grenzen starr oder fließend sind […]. Ich achte auch darauf, wie sich mein Schmerz anfühlt, welche seiner Eigenschaften mir sofort ins Auge springen […].

Und jetzt gehe ich mit meiner Aufmerksamkeit zu dem Ort, an den ich meinen Schmerz verschieben will[…], und ich frage meinen Körper oder mein Innerstes, ob sich irgendwelche Einwände gegen eine zumindest vorübergehende Verschiebung des Schmerzes in die ausgewählte Zone ergeben […].

Nur wenn sich nichts und niemand sperrt gegen diese Verschiebung, also kein ungutes Gefühl auftritt, keine innere Stimme NEIN sagt, keine inneren Bilder als Ablehnung gedeutet werden können, dann kann ich loslegen […].

Liegt ein inneres Einverständnis vor, so versuche ich den Schmerz wandern zu lassen […]. Vielleicht fließt, strömt oder springt mein Schmerz auch […]. Er kann langsam oder schnell, kontinuierlich oder ruckartig an den für ihn bestimmten Ort kommen […]. Möglicherweise lösen sich Teile aus dem bisherigen Schmerzbereich heraus, beginnen, sich auf die neue Zone hin zu bewegen, während ein anderer Teil des Schmerzes noch an Ort und Stelle verweilt […].

Ich versuche klar zu sehen, wie der Schmerz sich von seiner ursprünglichen Stelle wegbewegt […].

Wird der Schmerz erst an der bisherigen Stelle schwächer und verstärkt sich dann am neuen Ort, oder beginnt er erst am neuen Ort stärker zu werden, damit er am Ursprungsort abnehmen kann […]? Oder gibt es schon gar keinen Unterschied mehr zwischen dem Schmerz im alten und neuen Bereich, weil er insgesamt schwächer geworden ist wie ein Teig, der immer dünner und dünner wird, je größer er ausgewellt wird […]? Oder hat er sich an einen ganz anderen, gar nicht eingeplanten Ort verzogen [..]? Im besten Fall an einen Ort der außerhalb des Körpers liegt […]?

Ich kann mich nun entscheiden: Verschiebe ich den Schmerz noch an einen anderen Ort, um herauszufinden, wie er sich dort anfühlt, oder bin ich zufrieden mit dem Ergebnis und lasse alles so, wie es gerade ist, oder will ich den Ausgangszustand wiederherstellen […]? Ich führe das aus, was mir momentan am liebsten ist.

An dieser Stelle können Sie nun posthypnotische Suggestionen einfügen (siehe **Durchführung, Schritt 3**) oder die Übung gleich beenden, wie unter **Schritt 4** (s. o.) beschrieben.

Eine sinnvolle posthypnotische Suggestion könnte sein: „*Mit jeder Selbsthypnose-Übung zur Schmerzverschiebung wird es mir leichter und leichter fallen, den Schmerz dorthin zu verschieben, wo ich ihn sein lassen kann.*"

Technik 22 Schmerzgrenzen setzen

Dem Schmerz Grenzen setzen, den Schmerz in seine Schranken weisen – auf diesen Wunschvorstellungen vieler Schmerzgeplagter baut die folgende Selbsthypnose-Übung auf.

Wählen Sie zunächst einen Schmerzbereich aus, den Sie mit Selbsthypnose behandeln wollen. Gerade wenn Sie an mehreren Stellen im Körper Schmerzen haben, ist es sinnvoll, von vornherein einen begrenzten Bereich auszuwählen (z. B. einen Arm oder den Bauch), weil dann die Konzentration leichter fällt. Später können Sie dann die ausgelassenen Schmerzstellen in die hypnotische Behandlung mit einbeziehen. Für Ganzkörper-Schmerzen ist diese Übung weniger geeignet.

Führen Sie die Selbsthypnose-Technik „Schmerzgrenzen setzen" durch, nachdem Sie in Trance gegangen sind (siehe oben unter **Durchführung, Schritt 1**).

Ich lenke meine Aufmerksamkeit auf die ausgewählte Schmerzstelle. Ich achte genau darauf, wo der Schmerz sitzt, und ich versuche, die Größe der Schmerzstelle so genau wie möglich wahrzunehmen […]. Ich komme vom „Schmerz-Vermessungsamt" und umfahre exakt den Rand der Schmerzstelle […]. Ich finde heraus, wo die Schmerzgrenzen sind und ob die Grenzen klar oder fließend sind […].

Wie ist die Schmerzgrenze beschaffen? Welche Bilder und Vergleiche tauchen vor meinem inneren Auge auf, um mir einen Eindruck zu vermitteln, wie die Schmerzgrenze befestigt ist? Gibt es da Gräben, Zäune oder Mauern – Energiefelder vielleicht? Welche Farbe hat die Schmerzgrenze, aus welchem Material ist sie? Ich lasse mir Zeit, bis ich mir darüber im Klaren bin […].

Wie fühlt sich eigentlich der Bereich an, wo kein Schmerz mehr ist […]? „Normal" ist als Bezeichnung für eine gesunde Empfindung viel zu wenig wertschätzend. Woran nehme ich die gesunde Empfindung genau wahr? Wie ist die Temperatur in diesem Bereich […]? Ist das gesunde Gefühl eher leicht oder eher schwer […]? Gibt es bestimmte Empfindungen, die typisch sind für das Gesundheitsgefühl, das sich um den schmerzenden Bereich herum breit macht […]?

Nun wieder zurück zu den Schmerzgrenzen […] – ich nehme deren sichere Umgrenzung wahr, so sicher, dass drinnen der Schmerz ist und außen keiner. Außen ist das Gesundheitsgefühl […]. Der Schmerz ist innerhalb seiner Grenzen eingeschlossen, wie in einem Kessel.

Und nun beginnt das „Kesseltreiben"! Ich spüre das Gesundheitsgefühl rings um den schmerzenden Bereich so deutlich wie möglich […]. Und während ich die gesunden Einzelheiten spüre, sehe ich die gesunden Empfindungen förmlich vor mir, wie sie gegen die Schmerzgrenzen vorgehen auf ihre Art und Weise […], denn sie kennen den Schmerz, und sie wissen, wie er versucht, von außen niemanden hineinzulassen. Und dieses Wissen ist ihre Stärke, der sie vertrauen können: Früher oder später wird der Schmerz aufgeben müssen […]. Manchmal hilft eine passende Musikuntermalung bei dieser Unternehmung […]. Ich beobachte einfach, wo die Schmerzgrenzen zuerst nachgeben vor den sich ausbreitenden Gesundheitsempfindungen, die erkennen, wo beharrlicher, aber sanfter Druck notwendig ist und wo schnelle, konzentrierte Aktionen die Grenzen fallen lassen […].

An den Stellen, an denen die gesunden Empfindungen bereits in den Schmerzbereich hineingeschlüpft sind, kann man bereits deren wohltuende Wirkungen spüren […].

Ich spüre und sehe nach, ob sich der Schmerz vielleicht schon zurückgezogen hat, um seine Grenzen zu verkleinern […].

Und ich kann jetzt entscheiden, ob ich weitermache oder es für den Moment genug sein lasse, weil die Erfolge mir momentan genügen, oder ob ich nach einer Pause, deren Länge ich selbst festlege, mit frischer Energie ans Werk gehe, um dem Schmerz neue Grenzen zu setzen. Denn die Erfahrung lehrt uns, dass starre Grenzen oft schneller fallen, als man denkt […].

An dieser Stelle können Sie nun posthypnotische Suggestionen einfügen (siehe **Durchführung, Schritt 3**) oder die Übung gleich beenden, wie unter **Schritt 4** (s. o.) beschrieben.

Eine sinnvolle posthypnotische Suggestion könnte sein: „*Jedes Mal, wenn meine Aufmerksamkeit auf dem Schmerz ruht, werde ich mich daran erinnern, dass ich gesunde Körperbereiche habe, die ich stärken und ausweiten kann, indem ich ihnen meine Aufmerksamkeit schenke.*"

Technik 23 Die Handschuhanästhesie

Bei dieser Selbsthypnose-Technik handelt es sich um einen echten „Klassiker". „Anästhesie" heißt Schmerzunempfindlichkeit. Es geht darum, ein Taubheitsgefühl in einer Hand zu erzeugen, um dann den schmerzenden Bereich mit der sich betäubt anfühlenden Hand zu berühren und die Taubheit überfließen zu lassen. Klingt phantastisch? Ist es auch!

Wenn Sie Schmerzen in den Händen haben, fangen Sie mit der weniger schmerzenden Hand an und übertragen Sie die dort hervorgerufene Betäubung auf die schmerzhaftere Hand oder auf eine andere Schmerzstelle.

Falls Sie Schmerzen in Körperbereichen haben, die nicht ohne weiteres mit der Hand zu erreichen sind, können Sie die betäubte Hand auf eine Stelle legen, die nicht allzu weit von der Schmerzstelle entfernt liegt und die Betäubung dann von dort zur Schmerzstelle hinströmen lassen. Bei Schmerzen im Bereich der Brustwirbelsäule legen Sie die Hand beispielsweise auf das Brustbein und lenken die Betäubung durch den Körper hindurch nach hinten. Eine schmerzende Stelle im Fuß erreichen Sie zum Beispiel durch das Auflegen der betäubten Hand auf den Schenkel und die Vorstellung, dass Ihr durch die Adern strömendes Blut die Betäubung an die gewünschte Stelle transportiert.

Führen Sie die Selbsthypnose-Technik „Handschuhanästhesie" durch, nachdem Sie in Trance gegangen sind (siehe oben unter **Durchführung, Schritt 1**).

Ich konzentriere mich auf den Arm, an dessen Ende meine ausgewählte Hand auf der Unterlage, der Armlehne oder meinem Schenkel aufliegt. Ich winkle nun diesen Arm im Ellbogengelenk an, so dass der Ellbogen auf der Unterlage oder Armlehne aufliegt oder in einer bequemen Position am Körper anliegt. Der Unterarm und die Hand schweben in der Luft. Ich achte darauf, dass diese Haltung möglichst bequem und leicht zu halten ist und verändere sie gegebenenfalls, damit ich's mir wirklich möglichst leicht mache […].

Zunächst achte ich darauf, dass Hand und Unterarm schweben. Mit der Zeit wird es mir aber leichter und leichter fallen, diese Aufgabe an mein Unterbewusstes abzugeben. Ich erleichtere es meinem Unterbewusstsein dadurch, dass ich mir vorstelle, wie sich ein Luftkissen unter den Unterarm schiebt, das langsam aufgepumpt wird, so dass er allmählich immer weiter nach oben getragen wird, so wie die Arme von selbst an der Wasseroberfläche treiben […].

Vielleicht hilft auch die Vorstellung von gasgefüllten Luftballons, die, ans Handgelenk gebunden, den Unterarm nach oben schweben lassen […].

Oder die Vorstellung, der Unterarm, der sich jetzt schon etwas anders anfühlt als der andere, sei innen hohl und leichter als Luft und wird mit jedem Ausatmen mit warmer Atemluft gefüllt wie ein aufsteigender Heißluftballon […].

Unabhängig davon, wie leicht sich die Hand bereits anfühlt und ob sie weiter nach oben steigt, vielleicht sogar den Oberarm nach oben mit sich zieht, spüre ich ein gewisses Taubheitsgefühl in der Hand. Hier und da noch ein Kribbeln, das die nahende Unempfindlichkeit und Betäubung ankündigt wie die Hände, die nach einer langen Zeit im Schnee so kalt sind, dass man sie kaum noch spürt […]. Diese Empfindung kann sich von den Fingerspitzen über die Finger ausbreiten […]. Und wenn sie das Handgelenk erreicht hat, ist es so, dass die ganze Hand mit einer Taubheit überzogen ist gleich einer dünnen Eisschicht […]. Ich lasse mir Zeit, damit sich diese Empfindungen entwickeln können […]. Wenn ich aber spüre, dass sich die Betäubung nicht ausreichend genug einstellen will, werde ich die Übung an dieser Stelle beenden, um ein anderes Mal auf meinen heutigen Erfahrungen und Zwischenerfolgen aufbauen zu können.

Wenn ich die Taubheitsempfindung in der Hand spüre, lasse ich meine leichte und betäubte Hand langsam an die Stelle schweben, wo meine Schmerzen sind oder von wo aus ich die Betäubung zur Schmerzstelle überfließen lassen will. Ich bereite mich auf die Berührung der betäubten Hand mit dem Körper vor, denn im Augenblick der Berührung wird die Taubheit sofort auf die Schmerzstelle übertragen und sich in ihr ausbreiten […]. Jetzt erfolgt die Berührung. Ich spüre, wie sich die Taubheit in der Schmerzstelle ausbreitet und sehe vor meinem inneren Auge, wie die Betäubung das Gewebe durchdringt, aufgesaugt wie von einem trockenen Schwamm, den es nach Wasser dürstet […].

Da die Taubheit aus der Hand herausgeströmt ist, beginnt sie nun, sich langsam wieder abzusenken. Ganz von allein sinkt sie nach unten und fühlt sich immer normaler an. Verschiedene Empfindungen machen sich bemerkbar, auch eine gewisse Schwere, während Arm und Hand von selbst nach unten sinken […]. Wenn die Hand unten angekommen ist, Schenkel, Armlehne oder Unterlage berührt, fühlt sie sich so an wie immer.

An dieser Stelle können Sie nun posthypnotische Suggestionen einfügen (siehe **Durchführung, Schritt 3**) oder die Übung gleich beenden, wie unter **Schritt 4** (s. o.) beschrieben.

Eine sinnvolle posthypnotische Suggestion könnte sein: „*Wenn ich nachher die Augen öffne und in den Alltag zurückkehre, wird die Taubheit noch eine Zeit dort anhalten, wo ich sie hingeleitet habe, so wie die Wirkung einer Betäubungsspritze auch eine gewisse Zeit lang anhält.*“

Technik 24 Zeitreise in die Vergangenheit

„Früher war alles besser.” Sie kennen diesen Ausspruch, und vielleicht ist er Ihnen auch schon über die Lippen gekommen. Man könnte jetzt natürlich kritisch hinterfragen, ob früher wirklich alles besser war oder ob es nicht auch früher das eine oder andere Problem gab. Doch darum soll es bei dieser Übung gar nicht gehen, die in Fachkreisen „Altersregression” genannt wird.

Seitdem Sie unter Schmerzen leiden, können Sie sicherlich einige Aktivitäten gar nicht mehr oder nicht mehr so ausüben, wie Sie das in der Zeit vor Beginn Ihrer Schmerzen gewohnt waren. Einiges an der Unbeschwertheit früherer Zeiten mögen Sie schmerzlich vermissen.

Ich möchte Sie nun einladen zu einer Zeitreise in Ihre Vergangenheit – in die Zeit vor Beginn der chronischen Schmerzen.

Ihr „Körpergedächtnis” wird uns dabei behilflich sein, denn der Zustand der Schmerzlosigkeit ist in ihm abgespeichert. Der Zugang zu diesen Erinnerungen wird aber oft erschwert oder gar verschüttet durch die aktuellen Schmerzen. In Trance können Sie einen Geheimgang in die Vergangenheit graben und Kraft schöpfen aus dem Wiedererleben der Schmerzlosigkeit und all der Aktivitäten, die Ihnen Freude machten.

Falls bei der Durchführung der Zeitreise unangenehme Gefühle auftauchen sollten, können Sie innerlich einen Ort der Ruhe und Entspannung aufsuchen (siehe oben unter **Durchführung, Schritt 1**) und die Übung dann beenden (s. o. **Schritt 4**).

Wichtiger Hinweis:
Sollten Ihre Schmerzen durch ein traumatisches Ereignis (z.B. einen Unfall) hervorgerufen worden sein, sollten Sie zu starker Wehmut neigen, wenn Sie sich an die Vergangenheit erinnern, oder wollen Sie die Vergangenheit aus anderen Gründen ruhen lassen, empfehle ich Ihnen, diese Übung auszulassen bzw. nur unter Anleitung eines erfahrenen Psychotherapeuten durchzuführen.

Führen Sie die Selbsthypnose-Technik „Zeitreise in die Vergangenheit" durch, nachdem Sie in Trance gegangen sind (siehe oben unter **Durchführung, Schritt 1**).

Ich befinde mich im Treppenhaus eines hohen, geräumigen Hauses. Es ist mein Lebenshaus, und es kommt mir irgendwie bekannt und fremd zugleich vor [...]. Ich gehe eine Treppe hinunter, die mich Stufe für Stufe in meinem Lebensalter zurückführt. Ich kann schnell gehen, zwei Stufen auf einmal nehmen oder langsam, Stufe für Stufe tiefer gehen und die Schritte bewusst spüren. Indem ich tiefer und tiefer gehe werde ich immer jünger [...]. Ich lasse so manches Stockwerk hinter mir. Ich weiß, was sich hinter den Türen verbirgt, aber ich öffne sie nicht [...]. Ich gehe so weit nach unten, bis ich in einem Stokkwerk ankomme, das einer Altersstufe entspricht, die deutlich vor dem Beginn meiner Schmerzen liegt. Ich bleibe auf dem Treppenabsatz dieses Stockwerks stehen und gehe auf eine Tür zu [...]. Ich schaue mir diese Tür, ihre Größe, Farbe und den Türöffner genau an, während ich langsam auf sie zugehe [...]. Ich lasse mich überraschen, was mein verjüngtes ICH sehen wird, wenn es durch diese Türe geht. Ich weiß nicht, welche angenehme Überraschung mich erwarten wird, wenn ich gleich durch diese Tür gehe. Aber ich weiß, dass ich sie mit allen Sinnen wahrnehme und genieße. Ich werde sehen, hören, spüren, riechen und schmecken. Ich werde intensiv erleben, wie es ist, mich zu bewegen, befreit vom Schmerz. So – genug der Vorfreude, ich öffne die Tür, trete hindurch, und es geht los [...]! Ich nehme mir genügend Zeit, um alle Erlebnisse voll auskosten zu können.

An dieser Stelle können Sie nun posthypnotische Suggestionen einfügen (siehe **Durchführung, Schritt 3**) oder die Übung gleich beenden, wie unter **Schritt 4** (s. o.) beschrieben.

Eine sinnvolle posthypnotische Suggestion könnte sein: „*Jedes Mal, wenn ich mich kraft- und freudlos fühle, kann ich wieder eine Zeitreise in die Vergangenheit unternehmen und im gleichen Stockwerk durch die Tür treten, wo ich schon weiß, was mich Schönes erwartet, oder in einem anderen Stockwerk eine neue Tür öffnen, um mich von Neuem überraschen zu lassen. Von der Energie, Kraft und guten Laune, die ich dort auftanke, nehme ich so viel wie möglich in den Alltag mit.*"

Kapitel 7
Schmerzverhalten erkennen und verändern

Zunächst müssen wir klären, was „Schmerzverhalten" überhaupt ist. Unter Schmerzverhalten versteht man alle schmerzbezogenen Verhaltensweisen, die man bei einem Menschen beobachten kann, der unter Schmerzen leidet. Davon gibt es so viele, dass ich im Folgenden nur ein paar Beispiele aufzählen will:

Sprache:
Jammern, Klagen, Stöhnen, Fluchen, häufig über den Schmerz und die Schmerzbehandlung reden

Bewegungen:
Gesicht verziehen, Zähne zusammenbeißen, Schmerzstelle reiben, so wenig Bewegung wie möglich, häufiges Liegen, langsame und vorsichtige Bewegungen, Hinken, Schonen, unruhiges Auf- und Abgehen oder Hin- und Herdrehen

Aktivitäten zur Schmerzbehandlung:
Schmerzmitteleinnahme, Aufsuchen verschiedener Ärzte und Therapeuten, Suche nach Therapieinformationen im Internet

Zwischenmenschliche Beziehungen:
Sich zurückziehen, von anderen genervt sein, gereizt reagieren, nicht teilnehmen können an gemeinsamen Hobbys, alle Verpflichtungen an andere abgeben

Wahrscheinlich werden Sie die eine oder andere Verhaltensweise bei sich wiedererkennen. Warum sollten Sie dieses Schmerzverhalten aber *verändern*, wie die Kapitelüberschrift nahe legt? Ist es nicht normal, sich von anderen zurückzuziehen, wenn man Schmerzen hat? Ist es nicht verständlich, dass man über den Schmerz reden will, der einen ununterbrochen quält? – Hier kann ich mit einem eindeutigen und glasklaren „Ja, aber" antworten.

Es ist unbedenklich, wenn Sie sich ab und zu von anderen zurückziehen, wenn Sie besonders starke Schmerzen haben. Aber es kann zur Vereinsamung führen, wenn Sie diesen „sozialen Rückzug" immer mehr ausweiten. Im Extremfall bleibt Ihnen dann nur noch ein Partner: der Schmerz.

Es ist unbedenklich, ab und zu über den Schmerz zu reden, der Sie quält. Aber wenn Sie nur noch ein Thema haben, nämlich den Schmerz, die Schmerzbehandlung und nochmals den Schmerz, dann hat das gleich mehrere negative Konsequenzen. Erstens fällt es Ihnen dann äußerst schwer, sich vom Schmerz abzulenken, weil Sie durch das andauernde Reden über den Schmerz auch Ihre Aufmerksamkeit verstärkt auf ihn richten. Zweitens halten Ihre Mitmenschen Ihr gehäuftes Reden über den Schmerz über kurz oder lang nicht mehr aus. Deren Reaktionen können unterschiedlich ausfallen. Im schlimmsten Fall wird das Gespräch mit anderen nur noch angespannt oder einsilbig verlaufen, oder Ihre Gegenwart wird von anderen sogar weitestgehend vermieden.

Ich denke, anhand dieser Beispiele ist deutlich geworden, dass das Schmerzverhalten an sich nicht problematisch ist, sondern nur, wenn es ein bestimmtes Ausmaß annimmt.

Es gibt natürlich keinen Punkt, an dem das normale Schmerzverhalten aufhört und das schädliche beginnt – die Grenzen sind fließend. Ich werde Ihnen aber bei den folgenden Techniken zur Veränderung von Schmerzverhalten Tipps geben, damit Sie abschätzen können, ob Handlungsbedarf besteht oder nicht.

Technik 25 Über den Schmerz reden

Ich möchte zunächst einmal eine bekannte Redewendung in provokanter Art umformulieren. Bei chronischen Schmerzen gilt nicht „geteiltes Leid ist halbes Leid", sondern „geteiltes Leid ist doppeltes Leid". Da es hier um das Reden über den Schmerz geht, könnte man noch präziser formulieren: „Mit-geteiltes Leid ist doppeltes Leid." Das folgende Fallbeispiel aus der Praxis wird Ihnen den Grund dafür verdeutlichen:

Frau H.: „Nicht, dass Sie mich jetzt falsch verstehen, ich liebe meinen Mann. Aber er hat die Schmerzen jetzt schon so lange, und er redet von nichts anderem mehr als den Schmerzen. Ich kann es einfach nicht mehr hören, möchte am liebsten weglaufen. Aber das kann ich ja nicht machen, und ich will es auch nicht. Immer öfter kommt es vor, dass ich richtig in die Luft gehe, also völlig gereizt reagiere, wenn er wieder gar zu sehr über seine

Schmerzen jammert – es ist ja immer dieselbe Leier. Und dann wird er auch sauer. Ich sollte mal nur einen Tag seine Schmerzen haben, sagt er dann – und ich hab ein schlechtes Gewissen, fühle mich schlecht, und er redet gar nichts mehr. So geht das Tag für Tag."

Es ist doch klar: Wer unter Schmerzen leidet, hat in der Regel das Bedürfnis, darüber zu reden. Andererseits ist es auch verständlich, dass die so genannten Bezugspersonen, also Partner, Familienangehörige, Freunde, Bekannte und Kollegen, im wahrsten Sinne des Wortes *mit-leiden* – insofern ist geteiltes Leid doppeltes Leid.

Das häufige Reden über den Schmerz hat neben der Verschlechterung der zwischenmenschlichen Beziehungen auch noch einen anderen gravierenden Nachteil: Die Aufmerksamkeit des Schmerzkranken wird durch das Reden über den Schmerz ständig auf diesen gelenkt, was aus verschiedenen Gründen das Leiden noch mehr verstärkt – auch insofern ist geteiltes Leid doppeltes Leid.

Die meisten Schmerzpatienten bestätigen: Das viele Klagen über die Schmerzen hilft auch nicht weiter.

Vielleicht werden Sie jetzt denken, dass Sie sich Ihre Schmerzen doch sowieso schon kaum anmerken lassen und eher selten darüber reden. Da befinden Sie sich in bester Gesellschaft – die meisten Schmerzpatienten schätzen sich selbst so ein.

Demgegenüber zeigen Umfragen bei Angehörigen von Schmerzpatienten oft, dass deren Eindruck ein völlig anderer ist: Der Partner rede zu viel über seine Schmerzen.

Mein Vorschlag: Um sicherzugehen und um Beziehungskonflikten vorzubeugen – fragen Sie doch einfach nach (z. B. „*Ich will jetzt eine ehrliche Antwort von dir hören: Spreche ich zu viel über meine Schmerzen oder nicht?*").

Ich möchte Ihnen nun acht typische Verhaltensweisen vorstellen, mit denen Bezugspersonen auf Schmerzäußerungen reagieren. Zusätzlich mache ich Ihnen Vorschläge, wie Sie mit dem unerwünschten Verhalten anderer umgehen können.

1. Mitleid

Mitleid ist eine typische Reaktion von Personen,

- die zum ersten Mal hören, dass Sie Schmerzen haben („*Dich hat's ja bös erwischt, du Ärmster, erzähl mal ...*"),

- die während der ersten Wochen und Monate Ihrer Schmerzerkrankung stets äußern („*Ja geht's dir immer noch nicht besser – das ist ja schlimm …*") oder
- mit denen Sie eher selten Kontakt haben („*Können die Ärzte dir denn gar nicht helfen? Also, ich würde das nicht aushalten, ständig Schmerzen …*").

Mal ehrlich: Das Mitleid anderer zu spüren tut zu Beginn der Schmerzerkrankung ganz gut. Aber mit der Zeit kehrt sich das um, und die meisten ertragen es dann nicht mehr, wenn sie bemitleidet werden. Selbst die Frage „*Wie geht's?*" kann schon zu viel sein.

Wie Sie Mitleidsbekundungen anderer unterbinden können:
Bedanken Sie sich für das Interesse Ihres Gegenübers an Ihrem Gesundheitszustand. Machen Sie dann höflich aber bestimmt deutlich, dass Sie lieber über ein anderes Thema reden möchten, welches Sie eher vom Schmerz ablenkt. Sie können sich auch ein paar Sätze zurechtlegen, mit denen Sie kurz und bündig beschreiben, was mit Ihnen los ist, um Ihren Gesprächspartner nicht vor den Kopf zu stoßen und um sein Interesse zu befriedigen. Wechseln Sie dann aber schnell das Thema.

Beispiel: „*Ich habe chronische Schmerzen, das heißt, die gehen leider nie mehr ganz weg. Ich bin deswegen in fortlaufender Behandlung und versuche das Beste aus der Situation zu machen. Aber heute ist ja wieder ein Sauwetter draußen …*"

Wenn die Frage „*Wie geht's?*" allerdings nur eine Floskel Ihres Gegenübers ist, auf die er nicht wirklich eine ausführliche und ehrliche Antwort erwartet, kann man natürlich mit einer „Gegen-Floskel" kontern: z. B. „*Gestern ging's noch*" *oder* „*Es geht*".

2. Das „Mir geht's noch schlechter"-Spiel

Kennen Sie das: Sie reden über Ihre Schmerzen und einer Ihrer Gesprächspartner sagt: „*Wenn ich deine Schmerzen hätte, wäre ich noch zufrieden. Ich hab wahnsinnige Schmerzen am ganzen Körper …*" oder „*Fünf Jahre hast du schon Schmerzen? Soll ich dir mal sagen, wie lange ich diese Höllenqualen schon erleiden muss …?*" oder „*Meine Schmerzen sind immer bei Schmerzstärke 10*[2]" oder „*Ich bin 47mal operiert worden, da kannst du nicht mitreden*". Diese Art von Wettkampf provoziert gereizte Reaktionen und kennt nur Verlierer. Er gleicht einer Schmerz-Versteigerung – „wer bietet mehr?" Hinter dem Versuch, sich

[2] Die Zahl 10 bezieht sich auf die größtmögliche Schmerzstärke einer in der Schmerztherapie häufig eingesetzten Schmerzskala von 0 (= kein Schmerz) bis 10 (= stärkster vorstellbarer Schmerz).

als leidender darzustellen, als die anderen, steckt oft ein Bedürfnis nach Beachtung, Aufmerksamkeit, Zuwendung, Respekt, Wertschätzung oder Hilfe.

Was Sie sagen können, wenn Sie diesen Wettkampf schnell beenden wollen und sich momentan nicht für die Bedürfnisse interessieren, die der andere dadurch indirekt ausdrückt:

- *„Es ist ganz normal, dass jeder seine eigenen Schmerzen am schlimmsten empfindet."*
- *„Ich spüre deine Schmerzen nicht und du meine nicht. Deshalb gibt's da auch nichts zu vergleichen."*
- *„Weniger ist manchmal mehr."*
- *„Die Zahlen auf der Schmerzskala sind total subjektiv. Was für den einen Schmerzstärke 10 ist, ist für den anderen die 7. Deshalb kann man die Zahlen verschiedener Menschen nicht miteinander vergleichen – da kannst du jeden Schmerztherapeuten fragen."*

Was Sie sagen können, wenn Sie sich für die indirekt ausgedrückten Bedürfnisse Ihres Gegenübers interessieren:

- *„Nehmen wir an, du hättest die größeren Schmerzen von uns beiden. Was wäre dann?"*
- *„Ich frage mich, was Sie davon haben, wenn klar würde, dass Sie noch schlechter dran sind als ich."*

3. Gereizte Reaktionen

Haben Sie schon einmal erlebt, dass andere gereizt reagieren, wenn Sie über Ihre Schmerzen klagen? In so einem Fall ist es hilfreich, Verständnis dafür aufzubringen, dass es auch Ihren Bezugspersonen schwer fällt, mit den schmerzbedingten Veränderungen zurechtzukommen.

Wie Sie auf Gereiztheit reagieren können:

- *„Ich weiß, du hast es nicht leicht mit mir. Stoppe mich das nächste Mal früher, wenn ich zu viel über die Schmerzen rede, bevor du dich ärgerst."*
- *„Ich bin gereizt, weil ich Schmerzen habe, und du bist gereizt, weil ich kein anderes Thema mehr kenne – stimmt's? Ich glaub, wir sollten mal ein bisschen an die frische Luft / etwas Abwechslung haben / über etwas anderes reden."*
- *„Sag bitte offen: Was passt dir an meinem Verhalten nicht?"*

4. Ratschläge ohne Ende

Zugegeben – eine Fülle von Ratschlägen bekommen Sie auch in diesem

Buch. Der Vorteil gegenüber mündlichen Ratschlägen von anderen ist der, dass Sie das Buch ohne Worte aus der Hand legen können, wenn es Ihnen reicht. Außerdem ist Ihnen niemand böse, wenn Sie nicht alles ausprobiert haben, was hier geschrieben steht. Dagegen reagieren diejenigen, die Ihnen „Rat-Schläge" austeilen, oftmals ungehalten, wenn sie mitbekommen, dass Sie nicht alles befolgt haben, aber dennoch wagen, über Ihre Schmerzen zu klagen. Abgesehen davon sind Ratschläge natürlich oft hilfreich und gut gemeint. Sie helfen nicht zuletzt dem Ratschlag-Geber sein Gefühl der Hilflosigkeit zu vermindern.

Wie Sie sich vor „Rat-Schlägen" schützen können:
Bedanken Sie sich zunächst für einen gut gemeinten Ratschlag, bevor Sie dessen Annahme begründet verweigern. Beispiel:
„Es ist lieb von dir, dass du dich um neue Möglichkeiten zur Schmerzbehandlung für mich kümmerst. Aber momentan brauche ich keine Ratschläge mehr, da ich von allen Seiten mehr Tipps bekomme, als ich ausprobieren kann. Wenn ich zu viel gleichzeitig ausprobiere, weiß ich am Ende gar nicht mehr, was eigentlich geholfen hat."

5. Schweigen und Ignorieren
Fall I: Sie reden häufig über Ihre Schmerzen
Wenn Sie über Ihre Schmerzen reden und merken, dass Ihr Gegenüber immer schweigsamer wird oder gar nicht mehr auf Sie eingeht, ist es höchste Zeit für einen Themenwechsel. Nach einiger Zeit wissen die anderen, wie es um Sie steht. Was die anderen aber nicht wissen, ist, was sie noch dazu sagen sollen, wenn Sie ständig über die Schmerzen sprechen.
Fall II: Sie reden selten über Ihre Schmerzen
Geben Sie Ihrem Gegenüber eine Rückmeldung darüber, wie es Ihnen damit geht, wenn er Ihre Schmerzen ignoriert bzw. auf Ihre Schmerzäußerungen hin schweigt. Teilen Sie ihm in möglichst konkreter Form mit, was er tun soll, was Ihnen helfen würde, welche Reaktion Sie sich wünschen. Wenn Sie jetzt denken „er müsste das doch wissen" oder „ich hab's doch schon oft gesagt", dann bedenken Sie bitte auch, dass Hellseher rar sind und Wiederholungen das Lernen erheblich erleichtern.

6. Andere meiden Ihre Gegenwart
Sie haben den Eindruck, dass andere sich von Ihnen zurückziehen, und zwar seitdem Sie unter chronischen Schmerzen leiden? Es gibt viele mögliche Gründe für einen Rückzug anderer: z. B. nervendes Schmerzverhalten

oder schmerzbedingte Leistungseinschränkungen, die gemeinsame Aktivitäten erschweren oder der schleichende eigene soziale Rückzug oder auch ein Grund, der völlig unabhängig von der Schmerzerkrankung ist. Die einzig sinnvolle Möglichkeit, um herauszubekommen, warum andere sich von Ihnen zurückziehen, ist das Nachfragen. Beispielsweise so: *„Ich habe den Eindruck, dass du das Weite suchst, wenn ich in deine Nähe komme. Liegt es daran, dass ich zu viel über meine Schmerzen rede?"*

7. Überfürsorgliches Verhalten

Manche Bezugspersonen behandeln einen Schmerzkranken wie ein Kleinkind und nehmen ihm fast jede Tätigkeit ab. „Schone dich", heißt es dann, oftmals verknüpft mit einem drohenden „Sonst musst du es wieder büßen". Auch wenn es anfangs vielleicht noch ganz angenehm ist, solcherart umsorgt zu werden – der Schmerzkranke wird schleichend zum Statisten in seinem eigenen Leben degradiert, fühlt sich unnütz und wird schließlich depressiv.

Wie Sie wieder Verantwortung übernehmen können:

- Reden Sie weniger über Ihre Schmerzen.
- Verdeutlichen Sie, was Sie sich noch (bzw. wieder) zutrauen und dass Sie dieses oder jenes wieder selbst machen wollen, auch wenn die Ausführung länger dauert als früher.
- *„Ich muss etwas tun, selbst auf die Gefahr hin, dass meine Schmerzen dadurch schlimmer werden. Sonst fühle ich mich total unnütz."*
- *„Wie kann ich helfen? Was kann ich tun?"*

8. Einem den Schmerz nicht glauben

„So gut wie du aussiehst … / So wie du noch lachen kannst … / So schnell wie du den Berg hochgelaufen bist, kann man kaum glauben, dass du Schmerzen hast." Da kommt echte Freude auf: Sobald man so aussieht oder sich so verhält wie ein „normaler Mensch", gerät man in den Verdacht, die Schmerzen nur zu simulieren. Da Schmerzen unsichtbar sind und sich nur am Schmerzverhalten abschätzen lassen, sind Missverständnisse vorprogrammiert. So scheinen beispielsweise „Urlaubsbräune" und Klagen über den Schmerz nicht zusammenzupassen. Ehe man sich versieht, sieht man sich dem Verdacht ausgesetzt, ein Simulant zu sein.

Was Sie den „Ungläubigen" entgegnen können:

Sie können sich ein paar Sätze zurechtlegen, mit denen Sie kurz und bündig beschreiben, wie sich das mit Ihren chronischen Schmerzen verhält, zum

Beispiel: „*Ich habe chronische Schmerzen, das heißt, die gehen leider nie mehr ganz weg. Ich bin deswegen in fortlaufender Behandlung und versuche das Beste aus der Situation zu machen. Wenn es nach dir ginge, müsste ich wahrscheinlich jeden Tag bleich und mit hängenden Mundwinkeln, jammernd und stöhnend im Bett liegen. Aber dann ginge es mir noch schlechter. Da stehe ich lieber auf und lenke mich vom Schmerz ab.*"

Sie können die Tatsache, dass man Ihnen Ihre Schmerzen nicht ansieht, auch als Kompliment auffassen: Sie verhalten sich trotz Ihrer Schmerzen offensichtlich wie ein Gesunder. Sie haben die Krankenrolle nicht angenommen und zeigen wenig Schmerzverhalten. Für diese tolle Schmerzbewältigung haben Sie eine Tapferkeitsmedaille verdient! Deshalb können Sie „Zweiflern", die Ihnen die Schmerzen nicht abnehmen, mit Fug und Recht entgegnen: „*Danke für das Kompliment! Es ist nämlich gar nicht so einfach, mit chronischen Dauerschmerzen ein halbwegs normales Leben zu führen.*"

Eine weitere Antwortalternative: „*Einem roten Apfel sieht man von außen auch nicht unbedingt an, dass er innen verfault ist.*"

Macht es denn überhaupt keinen Sinn, andere umfassend an den Schmerzen teilhaben zu lassen? – Doch, unter folgenden Bedingungen:

- Wenn der behandelnde Arzt Ihre Schmerzen noch nicht kennt, braucht er ausführliche Informationen darüber, um sie optimal behandeln zu können, und
- wenn Ihre Schmerzen eine positive Funktion erfüllen, d. h., dass sie neben dem Leid, das sie verursachen, auch einen Sinn haben (siehe **Techniken 26 und 27**).

Bislang ging es darum, nicht zu viel über die Schmerzen zu reden. Kann man auch *zu wenig* über Schmerzen reden? Die Antwort lautet „Ja". Diejenigen, die versuchen, ihren Schmerz gar nicht zu zeigen und kein Wort über ihn verlieren, werden u.U. auch Probleme bekommen. Sie werden z. B. keine Hilfe und Unterstützung erhalten, auch wenn sie dringend notwendig ist; die anderen wissen ja nicht, wie es um einen steht. Ein weiteres Problem kann sich dadurch ergeben, dass andere kein Verständnis für Leistungseinbußen aufbringen, weil sie ja nicht wissen, dass Schmerzen dafür verantwortlich sind.

Wie so oft liegt der beste Weg irgendwo in der Mitte, d. h., beim Reden über die Schmerzen ist das Zuwenig genauso schlecht wie das Zuviel. Es ist für alle Beteiligten angenehmer, andere Gesprächsthemen zu finden (Wetter herrscht beispielsweise immer). Und was das Stöhnen und Jammern über die Schmerzen angeht: Ab und zu ein „reinigender" Gefühlsausbruch ist oft entlastender als ein fortwährendes Stöhnen und Jammern.

Es tut einfach gut, seinem Ärger ordentlich Luft zu machen. Und, nebenbei bemerkt, er sollte sich nicht gegen Lebewesen richten. Ein paar kräftige Schläge auf ein Kissen oder Polster, begleitet von entsprechenden Lautäußerungen sind ebenso geeignet wie das Boxen gegen einen Sandsack oder andere Sportarten, soweit sie mit den Schmerzen durchführbar sind.

Natürlich wirkt es auch erleichternd, wenn Sie die Tränen mal ungehemmt laufen lassen. Überbesorgten Bezugspersonen können Sie zu einem passenden Zeitpunkt mitteilen, dass Sie das ab und zu brauchen.

Technik 26 Nach dem Sinn des Schmerzes suchen – Teil I: Die Wunderfrage

„In allem, was schlecht ist, steckt auch etwas Gutes." Wer würde an dieser alten Weisheit zweifeln? Auf den Schmerz angewandt, der ja für den Betroffenen zweifellos etwas Schlechtes ist, hieße das: „Auch im Schmerz steckt etwas Gutes" bzw. „Auch der Schmerz hat einen Sinn".

Der Sinn eines akuten Schmerzes ist klar: Er weist uns mit aller Nachdrücklichkeit darauf hin, dass eine Erkrankung oder eine Verletzung vorliegt, die behandelt werden muss.

Was aber ist der Sinn eines chronischen Schmerzes?

Die folgende Aufzählung gibt Ihnen einen Überblick, wie auch ein chronischer Schmerz eine positive Funktion im Leben erfüllen kann:

- Wenn Sie mit Ihren Bezugspersonen über kein anderes Thema sprechen können als Ihre Schmerzen (z. B. weil man sich sonst nichts zu sagen hat),
- wenn der Schmerz der einzige Weg ist, um Kontakt, Zuwendung und Unterstützung zu erlangen (z. B. bei Einsamkeit, einem grundsätzlichen Beziehungs- bzw. Partnerschaftsproblem, bei laufenden Renten- oder Schmerzensgeldverfahren), oder
- wenn der Schmerz der einzige Weg ist, etwas Unangenehmes zu vermeiden (z. B. Stress am Arbeitsplatz, lästige Verantwortung).

Bringen die Schmerzen also Vorteile mit sich, so wird der Körper dafür sorgen, dass auch intensive schmerztherapeutische Behandlungsversuche letztlich nicht viel nützen. Wer kommt schon gern „vom Regen in die Traufe"?

Der Ausweg besteht darin, alternative Wege zu finden, um das zu erreichen oder das zu vermeiden, was in der Vergangenheit nur mit Hilfe der

Schmerzen möglich war (siehe auch **Technik 28 „Probleme lösen in sechs Schritten“**).

Oft sind uns die Vorteile gar nicht bewusst, die der Schmerz neben seinen Nachteilen mit sich bringt.

Anhand der oben genannten Beispiele oder der nachstehenden „Wunderfrage” sollten Sie darüber nachdenken, ob Ihre Schmerzen in Ihrem Leben einen Zweck erfüllen. Seien Sie dabei ehrlich zu sich!

Wunderfrage:

Stellen Sie sich vor, Sie gehen heute Abend ins Bett, schlafen ein, erwachen am nächsten Morgen und stellen fest: Die Schmerzen sind weg. Offensichtlich ist in der Nacht ein Wunder geschehen. Sie wissen nicht, warum und wie, aber es ist so.

Frage: Was würde sich positiv verändern in Ihrem Leben, wenn das passierte? Sind alle Lebensveränderungen, die bei Schmerzlosigkeit eintreten würden, wünschenswert? Oder gibt es auch etwas, wovor Sie Angst hätten, was unangenehm wäre, wenn die Schmerzen verschwänden? Denken Sie dabei an die Arbeit, Ihre Beziehungen, Freizeitaktivitäten usw.

Nicht selten kommt es vor, dass man gar keine Ideen hat, was sich in einem zukünftigen Lebensabschnitt ohne Schmerzen änderte (außer dass man sich freuen würde bzw. glücklich wäre).

Wenn Sie trotz Schmerzen bzw. abgesehen von den Schmerzen weitgehend zufrieden sind mit Ihrem Leben, ist dieses Ergebnis erwartungsgemäß – Sie brauchen nichts Wesentliches zu ändern.

Sind Sie allerdings unzufrieden mit Ihren aktuellen Lebensumständen, ist es bedenklich, dass Sie selbst unter angenommener Schmerzfreiheit keine Ideen haben, was Sie in Ihrem Leben zum Besseren hin verändern könnten. Möglicherweise lenkt der Schmerz Sie sogar ab von dem anderen Elend, das um Sie herum herrscht. In diesem Fall ist es sehr wichtig, parallel zu der Schmerztherapie (vielleicht sogar bevorzugt) auch die anderen Probleme in

Ihrem Leben anzugehen (siehe **Technik 28 „Probleme lösen in sechs Schritten")** und zunehmend Aktivitäten aufzunehmen, die zumindest ein bisschen Freude bereiten (siehe **Technik 29**). Auch so genannte „psychologische Schmerztherapeuten" bzw. „spezielle Schmerz-Psychotherapeuten" (siehe unter **Adressen** am Ende des Buches) können Sie dabei unterstützen.

Gesetzt den Fall, dass Sie bei der Beantwortung der „Wunderfrage" auf Dinge gestoßen sind, die Ihnen Angst oder Unbehagen bereiten: Was ist zu tun, wenn Sie einen oder mehrere Vorteile gefunden haben, die Ihnen durch den Schmerz entstehen?

In diesem Fall sollten Sie Alternativen finden, um das Positive auch ohne den Schmerz zu erreichen. Die **Technik 28 „Probleme lösen in sechs Schritten"** kann Ihnen dabei behilflich sein. Auch hier sei wieder auf die speziellen Schmerz-Psychotherapeuten verwiesen (**Adressen** am Ende des Buches), die Sie dabei unterstützen können.

Was ist zu tun, wenn Sie trotz intensiver Nachforschungen keinen Sinn im Schmerz erkennen können? Dann sollten Sie noch die **Technik 27** anwenden.

Technik 27 Nach dem Sinn des Schmerzes suchen – Teil II: Der innere Dialog mit dem Schmerz

Manchmal kommt man durch reines Nachdenken nicht weiter bei der Frage nach dem möglichen Sinn des eigenen Schmerzes (siehe **Technik 26 „Nach dem Sinn des Schmerzes suchen – Teil I"**).

Für solche Fälle lohnt sich der folgende innere Dialog. Lesen Sie den Text zunächst durch, vielleicht auch mehrfach, so dass Sie seinen Inhalt sinngemäß auswendig können. Dann schließen Sie die Augen und führen den inneren Dialog durch.

Eine andere Möglichkeit besteht darin, sich den Text auf einen Tonträger zu sprechen oder sprechen zu lassen (langsam sprechen und zwischendurch kleine Pausen machen) und sich dann vom Tonträger durch den Dialog führen zu lassen.

Ich schließe meine Augen und richte die Aufmerksamkeit auf meinen Schmerz. Ich nehme ihn genau und in allen seinen Einzelheiten wahr. Allerdings so, als wäre ich ein außen stehender Betrachter, ein Berichterstatter, der mitprotokolliert, ohne zu bewerten, der einfach nur beobachtet.

Welche Teile meines Körpers sind betroffen?

Welche unterschiedlichen Schmerzempfindungen habe ich an den verschiedenen Stellen in meinem Körper?

Ich akzeptiere den Schmerz, zumindest für den Moment, und lasse ihn in meine Wahrnehmung treten.

Ich versuche einmal, den Schmerz ein bisschen zu verstärken und achte darauf, wie ich das mache.

Jetzt versuche ich, den Schmerz durch irgendeine Bewegung, eine Veränderung der Atmung oder eine Muskellockerung zu vermindern. Auch dabei achte ich darauf, wie ich das schaffe.

Ich nehme mir Zeit, meinen Schmerz eingehend zu erfassen und seine Einzelheiten wahrzunehmen.

Nun schlüpfe ich in der Vorstellung in die Rolle des Schmerzes. Ich werde zum Schmerz und spreche als Schmerz zu mir. Ich sehe mich selbst als Person vor mir und erzähle dieser Person, was ich als Schmerz für sie tue.

Ich erzähle ihr, ob und inwiefern ich ihr nützlich bin.

Ich erzähle ihr, ob und wie ich ihr das Leben erleichtere.

Ich erzähle ihr, ob und wie ich ihr behilflich bin, bestimmte Dinge zu vermeiden, Unannehmlichkeiten von ihr fern zu halten.

Jetzt werde ich wieder ich selbst und antworte dem Schmerz.

Nun werde ich wieder zum Schmerz und erzähle der Person vor mir, ob und wie ich ihr helfe, Forderungen anderer abzuwehren.

Ich erzähle ihr, ob und inwieweit ich nützlich bin, lästigen Pflichten aus dem Wege zu gehen.

Ich erzähle ihr, ob und wie ihr andere Personen meinetwegen etwas Gutes tun.

Nun werde ich wieder ich selbst und antworte dem Schmerz.

Ein letztes Mal schlüpfe ich in die Rolle des Schmerzes und erzähle der Person vor mir, ob und wie ich das Verhalten anderer Leute beeinflusse.

Ich erzähle ihr, ob und wie meine Anwesenheit bestimmte Reaktionen bei anderen hervorruft, z. B. Zuwendung oder Beachtung.

Ich erzähle ihr, ob ich dazu da bin, Buße zu tun, um Schuldgefühle abzubauen, oder ob ich eine verdiente Strafe für Verfehlungen bin.

Nun schlüpfe ich in der Vorstellung aus der Rolle des Schmerzes und werde wieder ich selbst. Habe ich dem Schmerz noch etwas zu sagen? Ich halte die Augen noch für eine Weile geschlossen, um das Erlebte zu verarbeiten.

Ich balle nun beide Hände zu Fäusten, dehne und strecke mich, atme dann tief ein und aus, um schließlich die Augen wieder zu öffnen.

Wenn Sie durch diesen inneren Dialog Anregungen oder Ahnungen bekommen haben, worin der Sinn Ihres Schmerzes besteht, machen Sie sich doch ein paar Notizen dazu.

____

____

____

____

Falls Sie nach einmaliger Durchführung des oben abgedruckten inneren Dialogs keine Hinweise auf einen Sinn des Schmerzes erhalten haben, schlage ich vor, ihn in den nächsten Tagen noch ein- bis zweimal durchzuführen – nur um sicherzugehen, nichts überhört zu haben.

Was ist zu tun, wenn Sie einen oder mehrere Vorteile gefunden haben, die Ihnen durch den Schmerz entstehen? In diesem Fall muss die Nützlichkeit des Schmerzes dadurch verhindert werden, dass man Alternativen findet, das Positive auch ohne den Schmerz zu erreichen. Die **Technik 28 „Probleme lösen in sechs Schritten"** kann Ihnen dabei behilflich sein. Wenn Sie Unterstützung brauchen bei der Suche nach dem Sinn Ihres Schmerzes und nach Alternativen, die dessen positive Funktion übernehmen, helfen Ihnen so genannte „psychologische Schmerztherapeuten" bzw. „spezielle Schmerz-Psychotherapeuten" (**Adressen** finden Sie am Ende des Buches).

Was ist zu tun, wenn Sie trotz intensiver Nachforschungen keinen Sinn im Schmerz erkennen können? Dann stehen die Chancen gut, mit den in diesem Buch aufgeführten Techniken zur Schmerzkontrolle Erfolg zu haben.

Technik 28 Probleme lösen in sechs Schritten

Diese Technik ist für alle Probleme geeignet, egal ob sie mit dem Schmerz in Verbindung stehen oder nicht.

Grundsätzlich gibt es zwei Arten von Lösungen für Probleme, die nicht treffender beschrieben werden können als mit dem „Gelassenheitsspruch" der Anonymen Alkoholiker (AA):

„Gott gebe mir die Gelassenheit, Dinge hinzunehmen, die ich nicht ändern kann, den Mut, Dinge zu ändern, die ich ändern kann, und die Weisheit, das eine vom anderen zu unterscheiden."

Bevor man Dinge bzw. Probleme als unveränderbar hinnimmt und dabei versucht, möglichst gelassen zu bleiben (vgl. auch **Technik 07 „Das ABC neu lernen"**), sollte man sichergehen, alles versucht zu haben, die Auslöser des Problems so gut es eben geht zu verändern. Hierbei soll Ihnen die **Technik 28** mit ihren sechs Schritten helfen.

Schritt 1: Problem- und Zielklärung

Je genauer Sie beschreiben können, was Ihr Problem ist und wie der erwünschte Zielzustand aussehen soll, desto leichter wird Ihnen später die Suche nach Lösungen fallen. Klären Sie folgende Fragen zum Problem:

Besteht das Problem aus mehreren Teilproblemen?

Oft steht man vor einem scheinbar unüberwindbaren „Problemberg". Dieser kann abgetragen und in kleinere „Problemhügel" (d. h. Teilprobleme) zerlegt werden. Diese Problemhügel sind leichter zu bezwingen als der riesige Problemberg. Führen Sie die „Problemlösung in sechs Schritten" für jedes dieser Teilprobleme durch.

Wer ist aktuell verantwortlich für das Problem?

- Vergessen Sie nicht Ihre eigene Verantwortung am Bestehen des Problems.
- Es ist für die Lösung eines Problems oft weniger relevant, wer früher für die Entstehung des Problems verantwortlich war, als wer verantwortlich dafür ist, dass es heute immer noch besteht.

Was ist aktuell verantwortlich für das Problem?

Es ist für die Lösung eines Problems oft weniger relevant, was früher für die Entstehung des Problems verantwortlich war, als was verantwortlich dafür ist, dass es heute immer noch besteht.

Klären Sie nun die Fragen zum erwünschten Zielzustand:

Wie sollte der Zielzustand ganz konkret aussehen?

- Das Ziel muss grundsätzlich realistisch sein.
- Es geht nicht darum, was Sie nicht wollen, sondern was Sie wollen.

Erscheint Ihnen der Weg zum Ziel zu weit, müssen Sie es in leichter erreichbare Zwischenziele unterteilen. Wie viele Zwischenziele brauchen Sie voraussichtlich, und wie sehen diese ganz konkret aus?

Wer kann Ihnen dabei helfen, das Ziel zu erreichen?

Denken Sie an Personen, zu denen Sie Vertrauen haben, die ein ähnliches Problem bereits hinter sich haben, an Selbsthilfegruppen oder Psychotherapeuten.

Schritt 2: Lösungen sammeln

- Soll jemand mitmachen? Wenn ja, fragen Sie, ob er oder sie Lust dazu hat.
- Vergegenwärtigen Sie sich nochmals kurz Ihre Problem- und Zielbeschreibung (bzw. das nächste Zwischenziel).
- Nehmen Sie sich Zeit, einen Stift und ein großes Blatt Papier bzw. legen Sie ein neues Dokument in Ihrem Computer an.
- „Spielregeln": Das Sammeln von Lösungen für Ihr Problem wird nur dann zielführend sein, wenn Sie folgende Spielregeln einhalten:
  a) Es kommt nicht auf die Qualität der Lösungen an, sondern auf die Quantität – die Masse macht's.
  b) Es sollen auch lustige und irrwitzige Lösungen gesammelt werden.
  c) Vermeiden Sie unter allen Umständen vorzeitige Bewertungen Ihrer Lösungen nach dem Motto „Das geht nicht, weil ...". Schreiben Sie alles auf, was Ihnen an Einfällen durch den Kopf geht – ohne Zensur.
  d) Überlegen Sie, was Sie einem Freund oder einer Freundin raten würden, der/die dasselbe Problem hat wie Sie.
  e) Überlegen Sie, wie ein kompetenter Mensch, den Sie vielleicht kennen, dieses Problem lösen würde oder bereits gelöst hat.
- Und los geht's – viel Spaß beim Sammeln von Lösungen!

Schritt 3: Lösungen auswählen

Ist das Blatt voll? Wenn zu wenige Lösungen draufstehen, sollten Sie zu einem anderen Zeitpunkt Ihre Lösungssammlung ergänzen, bevor Sie mit Schritt 3 weitermachen. Möglicherweise sind Sie später kreativer, wollen eine Nacht darüber schlafen oder Ideen von anderen Personen mit einbeziehen. Sie haben genügend Lösungsvorschläge auf dem Blatt? Dann dürfen Sie „endlich" Bewertungen Ihrer Lösungen vornehmen.

Auch hierbei gibt es „Spielregeln":

- Streichen Sie nichts durch.
- Markieren Sie zunächst die Lösungen, die Ihnen auf den ersten Blick besonders hilfreich und gut erscheinen.
- Überlegen Sie, welche kurz- und langfristigen Folgen die betreffende Lösung für Sie selbst und für andere hat.
- Denken Sie darüber nach, ob in den lustigen oder irrwitzigen Lösungs-

vorschlägen auf den zweiten Blick eine gute Idee steckt. Schreiben Sie diese auch auf das Blatt und markieren sie als „gute Lösung".

- Überlegen Sie, ob einzelne Lösungsvorschläge nur in Kombination mit anderen sinnvoll sind (gegebenenfalls die Kombination markieren).
- Bilden Sie nun eine Rangreihe der als „gut" markierten Lösungsvorschläge. Die Lösung, die voraussichtlich am hilfreichsten sein wird, Ihr (Zwischen)-Ziel zu erreichen, bekommt die Nummer 1, die zweitbeste Lösung die Nummer 2 und die drittbeste die Nummer 3.

Schritt 4: Einen Plan schmieden

Ein Plan zur Umsetzung der ausgewählten Lösung erhöht deren Erfolgswahrscheinlichkeit. Eine Reihe von „W-Fragen" kann Ihnen bei der schriftlichen Skizzierung des Plans helfen: Was mache ich wann, wo und mit wem? Welche Schwierigkeiten können bei der Umsetzung meiner Lösung auftauchen und wie werde ich diese bewältigen? Gibt es etwas, das ich vorher üben muss, um meinen Plan erfolgreich in die Tat umzusetzen? Spielen Sie den Ablauf des Planes bis zur Zielerreichung im Geiste durch, und zwar so oft, bis Sie diesen inneren Film in- und auswendig können. Diese Art von „mentalem Training" erleichtert die Durchführung Ihres Plans in der Realität.

Schritt 5: Durchführung

Setzen Sie Ihren Plan in die Tat um.

Schritt 6: Erfolgsanalyse

Möglichkeit 1:

Sie waren erfolgreich und haben Ihr Ziel (weitgehend) erreicht. Gratulation! Klopfen Sie sich innerlich auf die Schulter und gönnen Sie sich etwas Schönes als Belohnung. Handelte es sich um ein Zwischenziel, so legen Sie fest, wann es an der Zeit ist, das „Problemlöse-Schema in sechs Schritten" auf Ihr nächstes Zwischen- oder Hauptziel anzuwenden.

Möglichkeit 2:

Die Durchführung Ihres Planes hat nicht geklappt.

Wenn Sie Ihre erste, verständliche Enttäuschung überwunden haben, machen Sie sich auf die Suche nach Gründen für das Nichterreichen Ihres Ziels. Meist war nicht der ganze Plan mangelhaft, sondern nur ein Teil. Hier einige Beispiele, woran es gelegen haben könnte:

- Das Ziel war zu hoch gesteckt – ein erreichbareres Zwischenziel wäre besser gewesen.

- Ich bin von meinem Plan abgewichen.
- Ich habe eine wichtige Schwierigkeit in meiner Planung übersehen.
- Der Zeitpunkt der Durchführung war schlecht gewählt.
- Unvorhersehbare Schwierigkeiten sind aufgetaucht.

Sie können nun Schritt 4, 5 und 6 mit der gleichen Lösungsidee wiederholen, d.h. Ihren Plan verbessern, auf die kritischen Dinge, die Sie herausgefunden haben, achten und die Umsetzung noch einmal probieren.

Sie können auch zu Schritt 3 zurückgehen und die nächstniedrige Nummer (2, 3 usw.) Ihrer Lösungs-Rangreihe auswählen und mit ihr die Schritte 4 bis 6 durchgehen.

Ganz zurück zu Schritt 1 brauchen Sie nur, wenn Sie gemerkt haben, dass Ihr Ziel unrealistisch war. In diesem Fall geht es darum, sich ein neues Ziel oder Zwischenziel zu überlegen.

Gibt es etwas, das Ihre Motivation untergräbt, an der Lösung dieses Problems zu arbeiten?

- Eine typische Motivationsblockade für Veränderungen liegt vor, wenn das Problem neben den Nachteilen auch Vorteile mit sich bringt.
- Führen Sie die „Problemlösung in sechs Schritten" für Ihr Motivationsproblem durch.

Abschließend möchte ich Ihnen den Ablauf der sechs Schritte an einem Fallbeispiel verdeutlichen: Frau R. hat vor zwei Jahren ihren Vater verloren. Er starb an Krebs. Seit diesem Zeitpunkt sind ihre bereits vorher bestehenden Rückenschmerzen noch schlimmer geworden. Frau R. hat ihren Vater über fast ein Jahr hinweg aufopferungsvoll gepflegt. Da dies psychisch und körperlich sehr anstrengend war, beschloss sie, ihren Vater in Kurzeitpflege zu geben und während dieser Zeit für ein paar Tage Urlaub zu machen. Genau in dieser Zeit starb der Vater. Frau R. wurde zwar noch benachrichtigt, dass es ihm sehr schlecht gehe, trotz sofortiger Abreise kam sie aber zu spät, um zum Todeszeitpunkt bei ihm zu sein. Seitdem plagten Frau R. Schuldgefühle. Irgendwie hatte sie das Gefühl, dass ihre verstärkten Rückenschmerzen die Strafe dafür waren, dass sie zum Todeszeitpunkt nicht bei ihrem Vater weilte. Sie entschloss sich, das Problemlöse-Schema auszuprobieren.

Schritt 1: Problem- und Zielklärung

Mein Problem besteht aus den Teilproblemen „Schuldgefühle" und dem „Glauben, dass die Rückenschmerzen die Strafe für meine Schuld sind".

Zunächst arbeite ich an den Schuldgefühlen und frage mich, wer dafür ver antwortlich ist.

Für die Schuldgefühle bin ich selbst verantwortlich. Ich sage mir immer wieder, dass ich meinen Vater nicht hätte allein lassen dürfen. Außerdem habe ich mir im Bekanntenkreis einige Vorwürfe anhören müssen, dass ich damals in den Urlaub gegangen bin. Aber wenn ich das Vergangene ruhen lassen soll, wie es im Problemlöse-Schema gefordert wird, bin ich es, die für die Schuldgefühle heute verantwortlich ist, da mir heute niemand mehr Vorwürfe macht, außer ich selbst. Ich bin sehr motiviert, meine Schuldgefühle abzubauen, ich sehe keine Vorteile darin, sie zu haben.

Mein Ziel ist es, mich an meinen Vater zu erinnern, ohne an die Umstände seines Todes denken zu müssen. Ich denke, das ist ein realistisches Ziel. Wenn ich ausdrücken soll, was ich erreichen will, würde ich sagen: Wenn ich ein Bild meines Vaters betrachte, sein Grab besuche oder an ihn denke, möchte ich mich an die schönen Zeiten mit ihm zusammen erinnern. Ein Zwischenziel wäre, eine gewisse Sicherheit darüber zu erreichen, ob er mir verziehen hat. Helfen kann mir dabei niemand. Mit einem Geistlichen habe ich schon über das Problem gesprochen. Ich denke, ich muss das jetzt für mich klären.

Schritt 2: Lösungen sammeln

Mit meinem Vater Kontakt aufnehmen / spiritistische Sitzung durchführen / Buch über Schuldgefühle lesen / auf andere Weise Buße tun als mit Rückenschmerzen / mich in der Hospizarbeit engagieren / ein übersehenes Tagebuch meines Vaters in seinem Nachlass finden / täglich in die Kirche gehen und Gott bzw. meinen Vater um Verzeihung bitten.

Schritt 3: Lösungen auswählen

Ich kombiniere die „spiritistische Sitzung" mit dem einfachen Wunsch nach Kontaktaufnahme mit meinem Vater und mache daraus die Lösung, an den Lieblingsort meines Vaters zu gehen (eine Anhöhe mit Bank), dort an ihn zu denken und ihn um Rat zu fragen. Ansonsten habe ich noch markiert: „Buch über Schuldgefühle lesen" und die Kombination aus „Buße tun" und „Engagement in der Hospizarbeit", nämlich regelmäßige Geldspenden an eine Hospizeinrichtung in meiner Nähe. Die Rangreihe lautet: Nummer 1: „Kontakt aufnehmen", Nummer 2: „Buch lesen", Nummer 3: „Geld spenden".

Schritt 4: Einen Plan schmieden

Am nächsten Wochenende, an dem schönes Wetter ist, gehe ich vormittags (dann treffe ich dort sicherlich noch nicht auf andere Menschen) zur Bank auf der Anhöhe. Dort denke ich intensiv an meinen Vater und frage ihn, wo und in welcher Form er mir auch immer zuhören mag, ob er mir verziehen hat, dass ich in der Stunde seines Todes nicht bei ihm war. Ich spüre in mich hinein, ob ich irgendeine Form von Antwort wahrnehme. Ich werde auch versuchen, mir sein Gesicht vorzustellen, wenn ich ihn das frage. An seinem Gesichtsausdruck konnte ich auch zu seinen Lebzeiten oft ablesen, wie er zu etwas stand.

Schritt 5: Durchführung
Ich musste zwei Wochen warten, ehe an einem Samstagvormittag die Sonne schien. Ich ging zu meines Vaters Lieblingsort, setzte mich auf die Bank und versuchte, mit ihm zu reden. Am Anfang war ich viel zu nervös. Erst nachdem ich mich eine Weile entspannt hatte, indem ich die wärmende Sonne auf meiner Haut spürte und die Vögel zwitschern hörte, gelang es mir, ganz ruhig die Frage zu stellen, ob er mir verziehen hat. Dann musste ich weinen. Plötzlich tauchte das Gesicht meines Vaters vor meinem inneren Auge auf. Er lächelte mich an und schüttelte den Kopf, als ob er zu mir sagen wollte: „Ach, mein Mädchen, hör auf, dich zu grämen. Es gibt nichts zu verzeihen, weil ich dir deswegen nie böse war." Wieder schossen mir die Tränen nur so hervor, aber ich spürte eine unendliche Erleichterung.

Schritt 6: Erfolgsanalyse
Es ist deutlich besser geworden mit den Schuldgefühlen meinem Vater gegenüber. Ich kann mich auch wieder mehr an die schönen Erlebnisse erinnern, die ich mit ihm zusammen hatte. Allerdings merke ich, dass eine innere Stimme immer wieder versucht, mich davon zu überzeugen, dass die geistige Kontaktaufnahme mit meinem Vater nur Einbildung war und ich mir deshalb auch nicht sicher sein darf, dass ich nun keine Schuldgefühle mehr zu haben brauche. Es ist mir auch aufgefallen, dass ich sowieso anfällig bin für Schuldgefühle, weil ich es immer allen recht machen will, was oft so schwierig ist. Deshalb will ich auch den zweiten und dritten Lösungsvorschlag angehen, nämlich ein Selbsthilfebuch zum Thema Schuldgefühle lesen und halbjährlich Geld an die Hospizeinrichtung spenden. Beides kann nur nützen.

Technik 29 Körperliche Aktivität – das richtige Maß finden

Die meisten Menschen, die unter chronischen Schmerzen leiden, haben ein körperliches „Inaktivitätsproblem", d. h., sie bewegen sich relativ wenig und treiben kaum Sport. Andere versuchen auf Biegen und Brechen ihre körperliche Leistungsfähigkeit aus den Zeiten vor Beginn der Schmerzproblematik zu erreichen. Die regelmäßige bittere Erfahrung ist dann die, dass nach einer kurzen Phase der mit zusammengebissenen Zähnen erzielten „Hochleistung" ein Zusammenbruch kommt, währenddessen man „auf der Nase liegt" und gar nicht mehr aktiv sein kann. Dieser Phase des Zusammenbruchs folgt dann wieder eine „Hochleistungs-Phase" usw. – willkommen im Teufelskreis!

Wenn Sie sich von diesen Kurzbeschreibungen angesprochen fühlen, sollten Sie weiterlesen.

A. Was Sie bei zu niedriger Aktivitätsrate machen können

In der Praxis erlebe ich immer wieder, dass Schmerzpatienten Angst davor haben, sich mehr zu bewegen, weil sie denken, der vermehrte Schmerz, der dabei entsteht, sei ein Warnsignal dafür, dass eine noch größere Schädigung im Körper eintreten könnte. Also schonen sie sich.

Die entscheidende Frage lautet aber: Ist der Schmerz wirklich ein Warnsignal oder lediglich Ausdruck dafür, dass beispielsweise Muskeln, Sehnen und Bänder durch die lange Schonung extrem schwach (und damit schmerzanfällig) geworden sind und wieder auftrainiert werden müssen? In letzterem Fall wäre weitere Schonung völlig verkehrt.

Kurzfristige Schonung geht häufig mit Schmerzerleichterung oder gar -freiheit einher. Mittel- und langfristig führt körperliche Inaktivität zu einer Abschwächung der körpereigenen Schmerzabwehr und der Muskulatur (die Schmerzempfindlichkeit steigt). Zusätzliche körperliche (z. B. Gelenkschmerzen) und psychische Probleme (z. B. Depression) sind häufige Folgen. Körperliche Aktivität ist auch eine Möglichkeit, sich vom Schmerz abzulenken. Die Bewegungsreize, die dem Gehirn gemeldet werden, lassen der Schmerzwahrnehmung weniger Raum. Hier greift das Prinzip der begrenzten „Informationsverarbeitungskapazität" des Gehirns. Beim akuten Schmerz nutzen wir dieses Prinzip häufig, indem wir beispielsweise hin und her laufen oder hüpfen, wenn wir uns das Schienbein an der Bettkante angestoßen haben – das lenkt vom Schmerz ab.

Wenn Sie nicht wissen, wie viel körperliche Aktivität Sie sich zumuten dürfen, ohne Gefahr zu laufen, sich zu schädigen, sollten Sie diese Informationen schnellstens bei Ihrem behandelnden Arzt, Physio-, Ergo- oder Sporttherapeuten einholen.

Aber selbst wenn Sie keine Angst vor sich ausweitenden Schädigungen durch körperliche Aktivitäten haben und wissen, wie viel Sie machen dürfen

– der dabei entstehende oder sich verstärkende Schmerz reicht womöglich aus, um Ihnen die Aktivität im wahrsten Sinne des Wortes zu verleiden.

Ich möchte Ihnen einige Tipps mit auf den Weg geben, damit Sie die Steigerung Ihrer körperlichen Aktivität nicht mit unnötigen Schmerzen bezahlen müssen.

Zielsetzung: Überlegen Sie sich, welche Aktivitäten Sie ausweiten wollen (z. B. Verlängerung der Gehstrecke oder der Zeit, die Sie außerhalb des Bettes verbringen wollen, Haushaltstätigkeiten oder Hobbys usw.).

Wenn man darüber nachdenkt, welche Aktivitäten wegen chronischer Schmerzen unmöglich oder zumindest eingeschränkt sind, packt einen oft das „kalte Grausen". Um dem etwas entgegenzusetzen, ist es wichtig, nicht nur das „Streichkonzert" undurchführbarer Aktivitäten zu hören, sondern nach Neuem Ausschau zu halten. Welche neuen, sinnvollen, schönen, abwechslungsreichen, ablenkenden, aber auch machbaren Aktivitäten bietet mir die Welt? Langeweile und innere Leere sind Verbündete des Schmerzes …

Selbstbeobachtung: Da wir leider oft eine sehr verzerrte Selbsteinschätzung unseres Aktivitätsniveaus haben, ist es zunächst sinnvoll, diejenige körperliche Aktivität, die wir steigern wollen, für ein bis zwei Wochen unter Beobachtung zu stellen und ein „Aktivitäts-Tagebuch" anzulegen. Es soll folgende Fragestellung beantworten: Zu welchen Zeitpunkten und für wie lange bzw. wie oft führe ich die betreffende Aktivität am Tag durch und wie groß ist der Schmerz (0-10) bei deren Durchführung? Führen Sie das Aktivitäts-Tagebuch auch in der „Veränderungsphase" weiter, um sicher beurteilen zu können, welche Veränderungsversuche nützlich waren und welche nicht.

Beispiel für ein Aktivitäts-Tagebuch:

Datum / Uhrzeit	Aktivität	Dauer / Häufigkeit	Schmerzstärke (0-10)	Bemerkungen

Prinzip der kleinen Schritte: Erhöhen Sie Ihre Aktivitätsziele nur in kleinen Schritten. Beobachten Sie das gegenwärtige Aktivitätsniveau über einige Tage. Erst wenn Sie den Eindruck haben, die letzte Steigerung bzw. Veränderung gut verkraftet zu haben, können Sie versuchen, die „Messlatte" noch ein bisschen höher zu legen. Bedenken Sie, dass der Zeitpunkt kommen wird, an dem Fortschritte nur noch sehr langsam zu erzielen sind, bis schließlich die Leistungsgrenze erreicht ist. Es werden auch Schwankungen in der Tagesform auftreten und es wird nicht immer nur bergauf gehen (bei Rückschlägen ist das „Wiederaufstehen" am wichtigsten).

Zeitpunkt und Dauer der Durchführung: Gibt es eine Tageszeit, zu der ich typischerweise weniger Schmerzen habe und die deshalb geeigneter für die Aktivitätssteigerung ist? Ist vielleicht der Zeitpunkt nach der Einnahme von Schmerzmitteln besonders geeignet für die Aktivität? Muss ich (mehr) Pausen bei der Durchführung der Aktivität einlegen? Führe ich die betreffende Aktivität zu lange durch?

Bewegungsausführung: Kann ich die Art verändern, in der ich die Aktivität ausführe? Kann ich eine mir wichtige Aktivität zumindest teilweise ausüben oder mir dabei helfen lassen? Ist „ein wenig" nicht besser als „gar nicht"? Kann ich den Einsatz von Hilfsmitteln (z. B. Gehstütze) langsam abbauen, oder können im Gegenteil Hilfsmittel mir helfen, meine Aktivitätsrate zu erhöhen? Achte ich auf die Vorschläge der „Rückenschule"? Bin ich zu schnell oder zu langsam?

B. Was Sie bei (zeitweise) zu hoher Aktivitätsrate machen können

Es gibt viele Gründe, warum Schmerzpatienten aktiver sind, als ihnen gut tut:

1. aus Gewohnheit,
2. weil sie den Schmerz und auch schmerzbedingte Einschränkungen nicht akzeptieren und
3. wegen der Anerkennung anderer bzw. weil andere die Aktivitäten von ihnen einfordern.

Zu 1: Gewohnheit

Seien Sie kritisch gegenüber jedem vorschnellen „Ich muss …", das in Ihrem Kopf auftaucht und die Gewohnheit festigt, überaktiv zu sein. Hinterfragen Sie jedes Muss gnadenlos, schließlich geht es um etwas (siehe auch **Technik 07 „Das ABC neu lernen"**)!

Vielleicht neigen Sie zum gewohnheitsmäßigen Perfektionismus. Den konnten Sie sich nie weniger leisten als heute mit Ihren Schmerzen. Perfektionismus ist keine Stärke, sondern eine Schwäche. Bei den meisten Aktivitäten langt es nämlich, sie gut zu machen. Der Zeit- und Energieaufwand, den Sie aufbringen müssen, um etwas perfekt zu machen, lohnt sich selten. Und oft wird Ihr Streben nach Perfektion von anderen nicht einmal bemerkt – ist es nicht so?

Wie gehen Sie mit Ihrem Körper um? Gehören Sie zu jenen, die sich die Denkweise angewöhnt haben, der Körper habe gefälligst zu funktionieren wie eine wartungsfreie Maschine mit unbegrenzter Haltbarkeit?

Wie lange geht das gut: volle Leistung, Schaden, notdürftige Reparatur, dann schnell wieder volle Leistung, Schaden, notdürftige Reparatur usw.?

Ein Unternehmer, der seine Maschinen lange Zeit auf Hochtouren laufen lässt, ohne sie zu warten, und nur den Gewinn im Auge hat, wird bald hohe Reparaturkosten und Produktionsausfälle verkraften müssen. Auch die „Maschine Mensch" braucht Wartung in Form von Entspannungspausen, gesunder Ernährung und Sport. Unterbleibt das längerfristig, gerät der Körper unter Stress. Und Sie wissen sicherlich, dass Stress auf lange Sicht die Schmerzempfindlichkeit erhöht und ein klassischer Schmerzauslöser und -verstärker ist.

Könnte es sein, dass eine Entschuldigung ansteht – eine Entschuldigung bei Ihrem Körper? Nehmen Sie sich ruhig Bedenkzeit.

Falls Sie schließlich zustimmen: Tun Sie „Buße", indem Sie sich regelmäßig entspannen, sich gedanklich nicht mehr unter Druck setzen, Prioritäten verschieben, Sport treiben, sich gesund ernähren, genießen usw.

Zu 2: Akzeptanz

Manche versuchen, die schmerzbedingt „verlorene" Zeit aufzuholen. Sie setzen sich enorm unter Druck, um das nachzuarbeiten, was liegen geblieben ist – und bereiten genau dadurch eine nächste Schmerzverstärkung bzw. -attacke vor.

Weniger ist manchmal mehr.

Ihre Produktivität wird wahrscheinlich höher ausfallen, wenn Sie über längere Zeit zwar weniger tun, dafür aber auch weniger „Totalausfälle" zu verbuchen haben. Probieren geht über studieren, so sagt man.

Ansonsten kann ich Ihnen nur wärmstens die **Technik 01 „Akzeptieren Sie Ihren Schmerz"** empfehlen.

Zu 3: Anerkennung und Anforderungen

„Toll, wie du das schaffst – trotz Schmerzen immer die 100%ige Leistung!" Sie wissen, wie hoch der Preis ist, den Sie für solches oder ähnliches Lob bezahlen. Es sind nicht nur finanzielle Anerkennungen, die uns antreiben, mehr zu tun, als uns gut tut. Auch die Bewunderung unserer Mitmenschen hat eine enorme Antriebskraft.

Die Frage ist nur: Wird die Anerkennung auch Bestand haben, wenn Sie endgültig nicht mehr können?

Alle beruflichen und privaten Beziehungen, die darauf aufbauen, dass Sie Anerkennung für Leistungen erhalten, die Sie nicht mehr lange durchhalten, sollten auf den Prüfstand.

Vielleicht gibt es eine Möglichkeit, den Arbeitsplatz umzugestalten oder Ihre Tätigkeitsfelder zu verändern, so dass Sie mit Ihrer Schmerzproblematik weiterarbeiten können. Eine Verringerung der täglichen Arbeitszeit kann auch eine Lösung sein, sofern der Arbeitgeber mitmacht und Sie die finanziellen Einbußen verkraften können.

Im privaten Umfeld müssen sich die Erwartungen und Forderungen Ihrer Bezugspersonen den schmerzbedingten Leistungsveränderungen anpassen. Die Voraussetzung dafür ist, dass Sie Ihren Mitmenschen offen und ehrlich mitteilen, was an Aktivitäten noch geht und was nicht mehr geht. Es geht also um „Abgrenzung" und „Neinsagen-Können". Freude wird das nicht auslösen, wenn andere Ihre bisherigen Aufgaben und Verpflichtungen mit übernehmen müssen, das ist klar. Aber vielleicht können Sie ihnen dafür andere Dinge abnehmen, die weniger körperlichen Einsatz erfordern.

Technik 30 Soziale Aktivität – das richtige Maß finden

Unter „sozialen Aktivitäten" versteht man all die Dinge, die man gemeinsam mit anderen unternimmt.

Wenn man unter chronischen Schmerzen leidet, kann man mit den Gesunden oft nicht mehr mithalten. Das kann dazu führen, dass man selbst den sozialen Rückzug antritt oder von den Aktivitäten Gesunder ausgeschlossen wird.

Bei einem extremen Rückgang an sozialen Aktivitäten drohen Vereinsamung und Depression. Ein Übermaß an sozialen Aktivitäten wiederum bewirkt Stress, der sich schmerzverstärkend bemerkbar macht. Sie sehen: auch hier muss in einer Art „Drahtseilakt" das richtige Maß gefunden werden.

Das meiste, was auf körperliche Aktivitäten zutrifft (**siehe Technik 29**), gilt auch für soziale Aktivitäten und soll hier nicht wiederholt werden.

Ich möchte Ihnen vielmehr mit einer „Aktivitätenliste" einhundert Anregungen geben, wie Sie sozial wieder aktiver werden können. Lesen Sie die Liste zunächst durch und markieren Sie all diejenigen Aktivitäten, deren Durchführung für Sie angenehm (+) oder sehr angenehm (++) wäre. Lassen Sie dabei Ihre Schmerzen aus dem Spiel. Es geht zunächst nur darum, welche der genannten sozialen Aktivitäten für Sie angenehm bzw. sehr angenehm wären oder sind. Um die Umsetzung kümmern wir uns später.

1. mit dem Partner ins Grüne fahren
2. sich mit jemandem über Sport unterhalten
3. eine neue Bekanntschaft machen
4. zu einem Konzert gehen
5. Minigolf spielen
6. zu einer Sportveranstaltung gehen
7. in ein Lokal gehen
8. zu Vorträgen gehen
9. sich politisch betätigen
10. mit anderen Karten spielen.
11. mit Freunden oder Bekannten zusammen essen
12. eine offene und ehrliche Unterhaltung führen
13. in einem Chor singen
14. zu einem Fest gehen
15. sich in einer Fremdsprache unterhalten
16. zu einer kirchlichen Veranstaltung gehen
17. zu Versammlungen von gemeinnützigen oder sozialen Vereinen gehen
18. an einer Tagung teilnehmen
19. schauspielerisch tätig sein
20. mit Freunden zusammen sein
21. Freiluft-Schach spielen
22. einen Zirkus oder Zoo besuchen
23. tanzen gehen
24. einen Vergnügungspark besuchen
25. sich über Philosophie oder Religion unterhalten
26. Verabredungen treffen
27. eine lebhafte Unterhaltung führen
28. Besuch von Freunden bekommen

29. an einem sportlichen Wettbewerb teilnehmen
30. Geschenke machen
31. zu Gerichtsverhandlungen gehen
32. massiert werden
33. seiner Familie etwas kaufen
34. eine Lesung besuchen
35. sich beraten lassen
36. jemandem helfen
37. Witze anhören oder erzählen
38. in der Stadt herum bummeln
39. Schießsport betreiben
40. in einer Musikgruppe mitspielen
41. ein Museum oder eine Ausstellung besuchen
42. etwas verleihen
43. jemanden beraten
44. in ein Fitness-Center, eine Sauna usw. gehen
45. jemandem Komplimente machen oder ihn loben
46. Telefongespräche führen
47. ins Kino gehen
48. küssen
49. an einem Treffen oder einer Feier der Familie teilnehmen
50. Freunde besuchen
51. jemanden massieren
52. mit ehemaligen Arbeits- oder Klassenkameraden sprechen
53. Gesellschaftsspiele spielen
54. Tischtennis spielen
55. Gymnastikkurs besuchen
56. schmusen
57. Leute erheitern
58. zum Friseur oder zur Kosmetikerin gehen
59. Gäste im Haus haben
60. mit jemandem zusammen sein, den man mag
61. diskutieren
62. in eine Bibliothek gehen
63. einen Einkaufsbummel machen
64. in einem Cafe sitzen und Leute beobachten
65. etwas verkaufen oder mit etwas handeln
66. über Politik oder öffentliche Angelegenheiten reden
67. um Hilfe oder Ratschläge bitten

68. über Hobbys oder spezielle Interessengebiete reden
69. mit seinem Partner zusammen sein
70. mit Freunden Kaffee oder Tee trinken
71. mit Kindern gemeinsam etwas unternehmen
72. zu Auktionen, Versteigerungen usw. gehen
73. an gemeinnützigen Projekten mitarbeiten
74. an einer Gruppenreise teilnehmen
75. alte Freunde wiedertreffen
76. reisen
77. ein Konzert, eine Oper oder Ballettaufführung besuchen
78. ein Theaterstück besuchen
79. Kurse an der Volkshochschule besuchen
80. Gottesdienst besuchen
81. auf Volksfeste gehen
82. mit der Nachbarin reden
83. einen Schaufensterbummel mit einer/m Bekannten machen
84. an einer Stadtführung teilnehmen
85. eine Kreuzfahrt machen
86. auf einen Flohmarkt gehen
87. sich neu eröffnete Geschäfte anschauen
88. ein Besuch im Wildpark
89. schwimmen gehen
90. Mitglied einer Selbsthilfegruppe werden oder eine gründen
91. Kontakte im Internet suchen
92. aktiv am Vereinsleben teilnehmen
93. eine Kontaktanzeige aufgeben
94. einen Stammtisch gründen
95. täglich einigen unbekannten Menschen einen „Guten Tag" wünschen
96. einen Hund anschaffen, täglich Gassi gehen und mit anderen Hundebesitzern ins Gespräch kommen
97. Bücher in einer Bibliothek ausleihen
98. einen Biergarten aufsuchen
99. eine Tagesfahrt mit dem Bus machen
100. eigene Ideen?

Ich hoffe, es war etwas für Sie dabei, oder Sie haben zumindest einige Anregungen für eigene Aktivitäts-Ideen gewonnen.

Stellen Sie nun Ihre „Top 10" zusammen aus den zehn Aktivitäten, die Sie mit sehr angenehm (++) gekennzeichnet haben, bzw. aus den besten der angenehmen (+) Aktivitäten.

Wählen Sie eine der zehn Aktivitäten aus, und planen Sie deren Umsetzung. Dabei wird es wahrscheinlich die eine oder andere Hürde geben. Um diese zu überwinden, können Sie die **Technik 28** zu Hilfe nehmen.

Setzen Sie eine nach der anderen Ihrer „Top 10"-Aktivitäten um, bis Sie zufrieden mit Ihrem sozialen Aktivitätsniveau sind – bei allen Einschränkungen, denen Sie unterliegen. Schieben Sie den Wiedereinstieg ins soziale Leben nicht auf die lange Bank – es lohnt sich bestimmt!

Anhand eines Beispiels aus der Praxis möchte ich Ihnen verdeutlichen, wie der Weg zurück ins soziale Leben aussehen kann.

Frau K. leidet unter Migräne und hat sich sehr vom sozialen Leben zurükkgezogen. Da sie nicht vorhersagen kann, wann die jeweils nächste Migräneattacke kommt, ist sie unzuverlässig, was Verpflichtungen und Verabredungen angeht. Sie muss häufig absagen. Frau K. sieht ein, dass ihr sozialer Rückzug keine gute Lösung ist, da sie zunehmend vereinsamt. Also beschließt sie, die Nummer 13 der „Aktivitätenliste" umzusetzen: In einem Chor singen. Sie singt gern, hat aber Bedenken, dass sie zu viele Proben wegen ihrer Migräneanfälle versäumen wird. Beim Pfarramt erfährt sie die Telefonnummer des Kirchenchor-Leiters und teilt diesem im persönlichen Gespräch ihre Absicht und ihre Bedenken mit. Sie kommen überein, dass Frau K., sollte sie Proben versäumen, daheim mit den Notenblättern üben kann, bei Bedarf durch Kassettenaufnahmen der Lieder unterstützt. Sollte sie sich nicht gut genug vorbereitet fühlen, um in der Öffentlichkeit aufzutreten, werde sie dazu nicht gedrängt. Unter diesen Voraussetzungen sieht Frau K. der ersten Probe mit Vorfreude und Aufregung entgegen. Prompt kann sie wegen eines Migräneanfalls nicht teilnehmen. Sie sagt ab, wirft die Flinte aber nicht ins Korn, sondern fängt eben die darauffolgende Woche an. Diesmal klappt es – und das Singen macht Spaß!

Statt eines Schlusswortes

Ein König veranstaltete ein großes Fest. Zur Unterhaltung des Hofstaates und der Gäste ließ er die besten Künstler seines Landes kommen. Auch ein berühmter Zauberkünstler gab eine Vorstellung. Der König verfügte per Dekret, dass nichts seine gute Laune während dieses Festes beeinträchtigen dürfe. Als gerade der Zauberer seine Künste vorführte, war der König begeistert: „Welch ein Wunder, dieser Mann verfügt über übernatürliche Kräfte!" Da gab ihm sein Minister zu bedenken: „Kein Meister fällt vom Himmel. Die Kunst des Zauberns ist eine Folge von Fleiß und Übung." Der Widerspruch des Ministers verdarb die Laune des Königs. Erzürnt rief er aus: „Wie kannst du behaupten, dass solche Fähigkeiten durch Fleiß und Übung kommen. Es ist wie ich sage, der Zauberer verfügt über übernatürliche Kräfte. Dir jedenfalls fehlt das Genie. Ab in den Kerker mit dir. Dort kannst du über meine Worte nachdenken." So ließ der König seinen Minister hinter Schloss und Riegel bringen und um dessen Schmach noch zu steigern, ließ der König ein Kalb in die Zelle des Ministers tragen, „damit er seinesgleichen um sich hätte".

Vom ersten Tage seiner Gefangenschaft an übte der schmächtige Minister, das Kalb hochzuheben und trug es über die Treppen des Kerkerturmes. Die Monate vergingen, und aus dem Kalb wurde ein ausgewachsener Stier, und mit jedem Tag wuchsen die Kräfte des Ministers.

Eines Tages ließ der König seinen Gefangenen vorführen. Der Minister erschien, indem er mit ausgestreckten Armen den Stier vor sich her trug. Bei diesem Anblick war der König erstaunt. „Welch Wunder, welch Genie!", rief er aus. Der Minister antwortete: „Kein Meister fällt vom Himmel. Dieses Tier hast du mir mitgegeben, um mich zu demütigen. Meine Kraft ist eine Folge des Fleißes und der Übungen mit diesem Tier" (nach Peseschkian, 1979).

Sachverzeichnis

Literaturverzeichnis

✎ Alman BM, Lambrou PT: Selbsthypnose (1995): Ein Handbuch zur Selbsttherapie. Heidelberg: Carl-Auer *

✎ Besser-Siegmund C (1989): Sanfte Schmerztherapie mit mentalen Methoden. Düsseldorf: Econ, *

✎ Basler HD, Franz C, Kröner-Herwig B, Rehfisch HP, Seemann H (Hrsg.) (1999): Psychologische Schmerztherapie. Berlin: Springer

✎ Basler HD, Kröner-Herwig B (1995): Psychologische Therapie bei Kopf- und Rückenschmerzen. München: Quintessenz

✎ Dombrowski HU (2000): Wieder Zuversicht gewinnen. München: CIP-Medien, *

✎ Hautzinger M (1989): Kognitive Verhaltenstherapie bei Depressionen. Weinheim: Beltz PVU

✎ Herbster A, Stenzel A, Ellgring H (2000): Wirksamkeit von Entspannungsverfahren bei chronischen Rückenschmerzen – eine Pilotstudie. In: Hasenbring M, Frettlöh J, Schwab C (Hrsg.): Prävention der Schmerzchronifizierung. Berlin: Pabst Science Publishers

✎ Peck C (1990): Schmerz laß nach! Reinbek bei Hamburg: Rowohlt *

✎ Peseschkian N (1979): Der Kaufmann und der Papagei. Orientalische Geschichten als Medien in der Psychotherapie. Frankfurt: Fischer

✎ Rehfisch HP, Basler HD, Seemann H (1989):. Psychologische Schmerztherapie bei Rheuma. Berlin: Springer

✎ Revenstorf D, Zeyer R (2001):. Hypnose lernen. Heidelberg: Carl-Auer *

✎ Stenzel A (1995): Behandlung chronischer Schmerzen aus psychologischer Sicht. In: Leeser R (Hrsg.): Ambulante und stationäre Therapie chronischer Schmerzen. Stuttgart: Enke

✎ Stevens JO (1975): Die Kunst der Wahrnehmung. Gütersloh: Chr. Kaiser/ Gütersloher Verlagshaus *

* Diese Titel sind als Selbsthilfe-Bücher geeignet.

Adressen

Selbsthilfeorganisationen:
Bundesverband Deutsche Schmerzhilfe e.V.
Sietwende 20
21720 Grünendeich
Tel: 04142 – 8104 34
Fax: 04142 – 810435
E-Mail: geschaeftsstelle@schmerzhilfe.org
Internet: www.schmerzhilfe.de

Deutsche Schmerzliga e.V.
Adenauerallee 18
61440 Oberursel
Tel: 0700 – 375 375 375
Fax: 0700 – 375 375 38
E-Mail: info@schmerzliga.de
Internet: www.schmerzliga.de

Psychologische Schmerztherapeuten / Spezielle Schmerz-Psychotherapeuten:
Anfragen richten Sie bitte an die
Deutsche Gesellschaft für Psychologische Schmerztherapie und -forschung (DGPSF)
Gudrun Kern
Am Hochsträß 8
89081 Ulm
Tel: 0731 – 500 - 61911
Fax: 0731 – 500 - 61912
E-Mail: praesidium@dgpsf.de
Internet: www.dgpsf.de

Der Autor

Achim Stenzel ist Diplom-Psychologe, Psychologischer Psychotherapeut, Verhaltenstherapeut, psychologischer Schmerztherapeut, Klinischer Hypnotherapeut und Leitender Psychologe in der Schmerzklinik am Arkauwald und im Schmerztherapiezentrum Bad Mergentheim. Er ist als Dozent und Supervisor in Aus- und Weiterbildung tätig.

Ratgeber · Psychotherapie

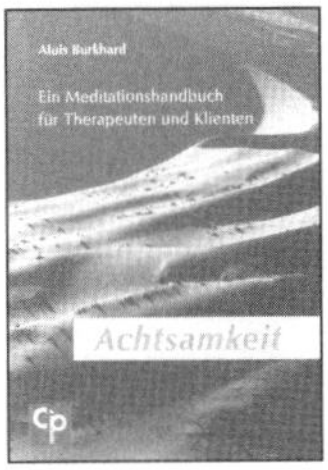

Alois Burkhard

Achtsamkeit

Das Konzept der Achtsamkeit erfährt als Element vieler psychotherapeutischer Verfahren zunehmendes Interesse. Achtsamkeit bedeutet ganz in der Gegenwart, im Hier und Jetzt zu sein und sich seine Gefühle, Gedanken und Handlungen in jedem Augenblick voll bewusst zu machen. Für die Achtsamkeitsmeditation interessieren sich nicht nur Psychotherapeuten sondern in zunehmendem Maße auch Klienten und Forschung. Mittlerweile gibt es eine ganze Anzahl von Studien, die die Wirksamkeit bestätigen. Achtsamkeit kann man sich jedoch nicht theoretisch einverleiben, sondern man muss sie einüben, am besten jeden Tag.

€ 18,00 • Bibl. Nr. 16455

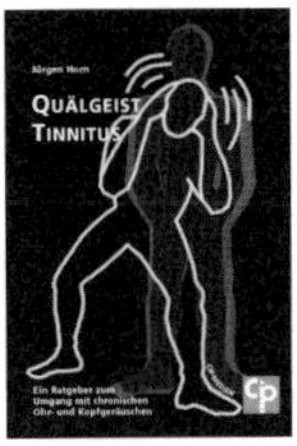

Jürgen Horn

Quälgeist Tinnitus

Der Umgang mit chronischen Ohrgeräuschen will gelernt sein. Dieses Buch wendet sich an Menschen, die sich von ihrem Tinnitus gequält und beeinträchtigt fühlen. Der Autor will einerseits Grundinformationen rund um das Thema Ohrgeräusche liefern, die den heimsuchenden Störenfried Tinnitus etwas menschlicher erscheinen lassen. Andererseits wird viel Wert darauf gelegt, dass der Tinnitus jenem grundlegenden Lebensparadox gehorcht, nach dem sich nur das verändern kann, das akzeptiert wird.

€ 18,00 • Bibl. Nr. 16413

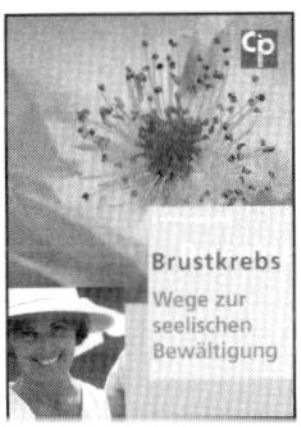

Irmhild Steinweg

Diagnose Brustkrebs

Wir verarbeiten betroffene Frauen den Schock der Diagnose?
Wie können sie mit Ängsten und Phasen tiefer Niedergeschlagenheit umgehen?
Welche Auswirkungen hat die Erkrankung auf Partnerschaft und Sexualität?
Wie lassen sich Selbstvertrauen, Zuversicht und innere Stabilität zurückgewinnen?

€ 18,00 • Bibl. Nr. 16450

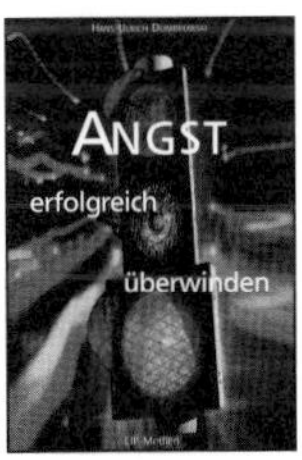

Hans-Ulrich Dombrowski

Angst erfolgreich überwinden

Effektive Strategien zur Angstbewältigung. Auch Sie können es schaffen, aus dem Teufelskreis der Angst herauszukommen und wieder Lebensfreude zu entwickeln.

€ 18,00 • Bibl. Nr. 14039

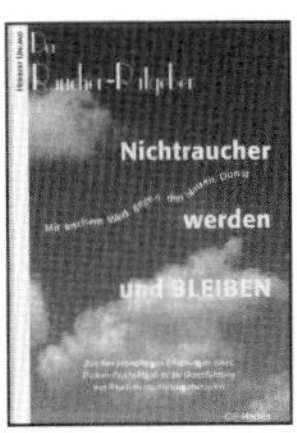

Heribert Unland

Nichtraucher werden und bleiben

Der Raucher-Ratgeber. Mit frischem Wind gegen den blauen Dunst

Damit wird Ihre Entwöhnung zwar nicht einfach – das geht auch nicht mit der besten Methode – aber einfacher als Sie denken.

€ 18,00 • Bibl. Nr. 14022

Ratgeber · Psychotherapie

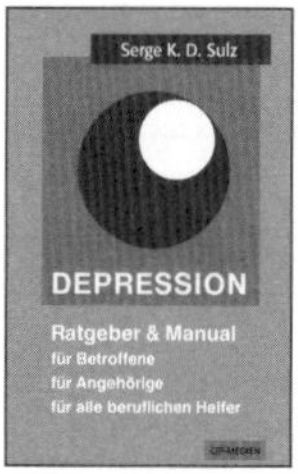

Ratgeber Depression

Serge K. D. Sulz

Alles, was Sie für das Verständnis und den Umgang mit Krankheit und Kranken wissen sollten. Betroffene finden den Ursprung Ihrer Depression und erkennen den Weg aus dem Leiden.

Angehörige und Helfer finden zum Verständnis des Patienten und lernen richtig zu helfen.

Neu: mit Selbsthilfemanual!

€ 18,00 • Bibl. Nr. 10018

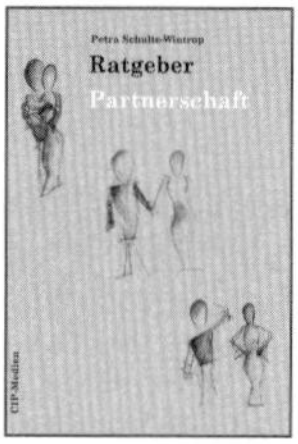

Ratgeber Partnerschaft

Petra Schulte-Wintrop

Dieses Buch möchte Ihnen zentrale Merkmale gelungener Partnerschaften vorstellen und diesen wichtige Störfaktoren gegenüberstellen, welche die häufigsten Ursachen von Partnerproblemen und Trennungen sind. Es stellt darüber hinaus Lösungsstrategien vor, die sich in der Praxis im Umgang mit den jeweiligen Problembereichen bewährt haben.

€ 18,– • Bibl.-Nr. 16236

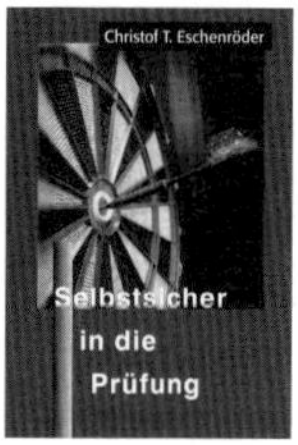

Selbstsicher in die Prüfung

Christof Eschenröder

Prüfungsangst ist eine der häufigsten Angstformen. Diese Phobie wird Betroffenen und Helfern mit feinem Intellekt und Humor verständlich gemacht und wirksame Schritte gut nachvollziehbar dargelegt. Für Therapeuten und Klienten gleichermaßen nützlich.

€ 18,– • Bibl.-Nr. 16100

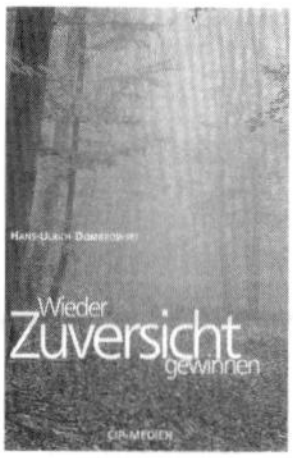

Wieder Zuversicht gewinnen

Hans-Ulrich Dombrowski

Es ist möglich, aus dem Loch der Depression herauszukommen und Lebensfreude zu gewinnen.

Der Ratgeber möchte Mut machen, Ihr Leben wieder selbst in die Hand zu nehmen.

€ 18,00 • Bibl. Nr. 14038

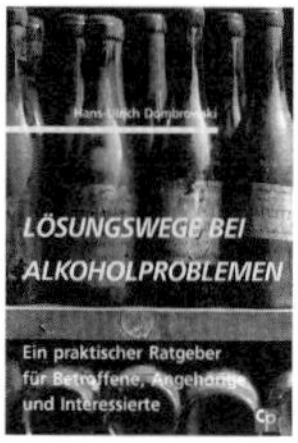

Lösungswege bei Alkoholproblemen

Hans-Ulrich Dombrowski

Ein praktischer Ratgeber für Betroffene, Angehörige und Interessierte

€ 18,00 • Bibl. Nr. 14041